HÉCTOR ROSSO

Despertar espiritual de un enfermero

de la muerte de
un hijo al
amor bondadoso

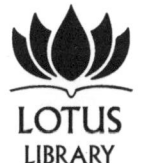

LOTUS
LIBRARY

DESPERTAR ESPIRITUAL DE UN ENFERMERO;
De la muerte de un hijo al amor bondadoso

Primera edición, Gran Bretaña, 2019 Lotus Library.
Copyright © Héctor Rosso, 2019.
Primera edicíon, Gran Bretańa, 2019, edicíon, revisada 2023 Lotus Library

Todos los derechos reservados.
Se ha afirmado el derecho moral del autor.

Todos los derechos reservados. No se permite, sin el permiso previo y por escrito de la editorial, la reproducción total o parcial de este libro, ni su incorporación a un sistema informático, ni su transmisión en cualquier forma o por cualquier medio, ni la distribución de ejemplares en cualquier forma de encuadernación diferente de aquella en la que fue publicado y sin que se imponga una condición similar, incluida ésta, a una compra subsiguiente

Una copia CIP catalogada de este libro está disponible en la British Library.
ISBN 978-1-7331232-4-2

Directora editorial de Lotus Library: Julie Watson
Traducción del español al inglés: Flor Taboada www.flortaboada.com
Diseño de cubierta, tipografía, maquetación e ilustraciones internas ©Clare Connie Shepherd www.clareconnieshepherd.com
Dibujos páginas interiores © Julie Watson www.saatchiart.com/juliewatson
Lotus Library es una publicación del Watson Caring Science Institute, fundación sin ánimo de lucro 501C(3).

Watson Caring Science Institute,
1701 W Hillsboro Blvd Suite 401,
Deerfield Beach Fl 33442, USA
www.watsoncaringscience.org

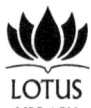
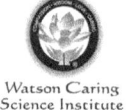

HÉCTOR ROSSO

Despertar espiritual de un enfermero

de la muerte de
un hijo al
amor bondadoso

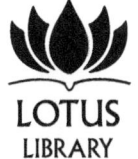

LOTUS
LIBRARY

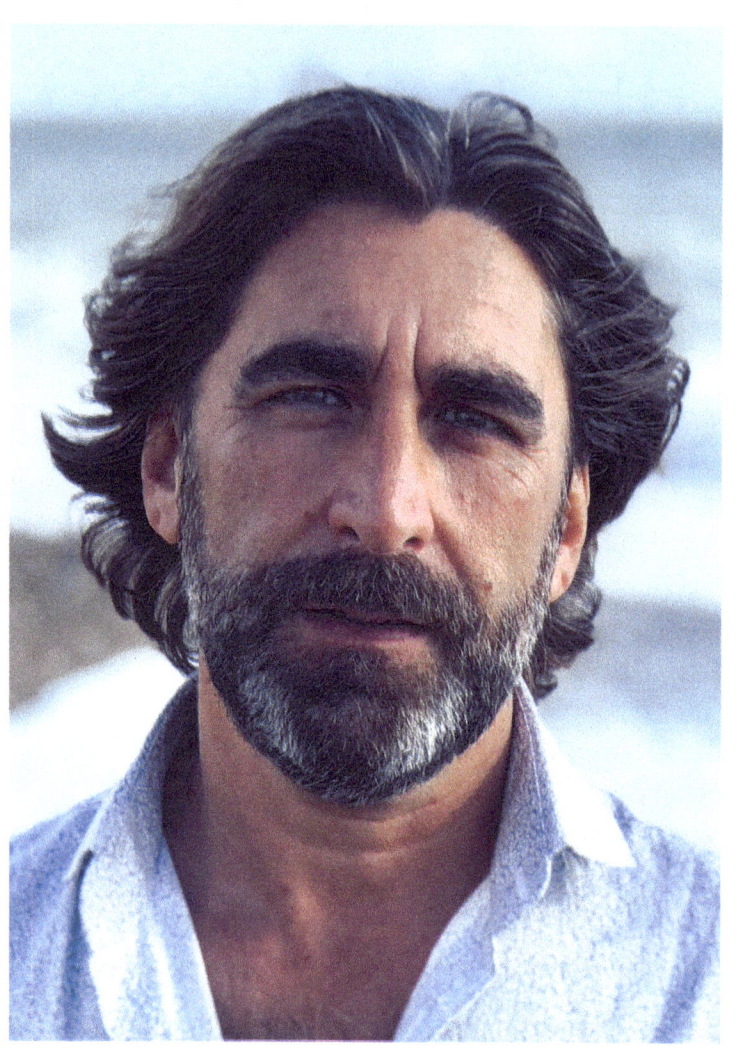

Fotografía © 2019 Julie Watson

Acerca del autor

Héctor Rosso
Lic. Enf. Esp. Mg. Caritas Coach®
Facultativo Asociado, Watson Caring Science Institute

Originario de Uruguay, Héctor ha trabajado como enfermero durante más de 28 años.

Después de trabajar como enfermero en varios puestos, más tarde se convirtió en Jefe de Enfermería para el único Hospital Público de Pediatría en Uruguay. Héctor progresó para convertirse en profesor y director en el Departamento de Educación y Salud Comunitaria de la Facultad de Enfermería y Tecnologías de la Salud, en la Universidad Católica del Uruguay. Más recientemente, fue adjunto a dirección de un gran Hospital Psiquiátrico, CEREMOS en ASSE. Esta experiencia profundizó su deseo de desarrollar el bienestar y el cuidado de las enfermeras, y formuló su investigación para su tesis de doble maestría que completó en 2018. Héctor es profesor asociado del Watson Caring Science Institute, líder en "WCSI Sur" que apoya el desarrollo de los profesionales de salud interesados en la ciencia del cuidado en habla hispana.

Actualmente, Héctor trabaja como educador de enfermería holístico, orador y consultor y tiene el honor de apoyar a las enfermeras y otros cuidadores con su propio desarrollo personal y profesional.

También es un practicante certificado de Reiki.

Héctor actualmente reside en Boca Raton Florida, donde disfruta de dar largos paseos por la playa mientras escucha canciones de amor de los años 80 en compañía de su amado "mate" (té tradicional uruguayo).

Este es su primer libro.

Prólogo
Por Jean Watson

Cuando confiamos en la vida y en la muerte como parte de un círculo sagrado, el círculo sin fin de la humanidad, y en nuestras experiencias humanas en el plano de la madre tierra, anhelamos encontrar un sentido más profundo con el fin de poder enfrentarnos a todo el dolor y desesperación que hay en nuestro mundo interno y externo.

Y a medida que continuamos avanzando por nuestro propio camino, descubrimos que todos tenemos que enfrentarnos a las tareas humanas de sanar nuestra relación con nosotros mismos y con los demás; de encontrar un nuevo sentido al sufrimiento humano; de buscarle a la vida un sentido más profundo y, en última instancia, hacer frente a nuestra propia muerte y a la de las personas cercanas a nosotros. Este círculo sagrado sin final que es la vida/muerte/renacimiento, visto a través de la historia de otra persona que ha abierto su corazón a este tránsito de la vida-muerte, nos ofrece un mapa personal cuyo fin es encontrar no solo un nuevo sentido sino también un objetivo más allá de dicho sentido.

Héctor Rosso comparte su andanza personal y profesional por medio de una historia tan artística y auténtica que nos invita a adentrarnos y a vivir, literalmente, experiencias de profunda sanación.

Tras entrar en contacto con esta muestra personal de autosanación, todo padre o madre que haya perdido a un hijo se convertirá en una persona más completa y sabia. Se nos ofrece un modelo de búsqueda interna y externa del propio yo y del alma por medio de una vivencia personal de la pérdida, el duelo, la muerte, la desesperación, el caos, la confusión y el sufrimiento para, finalmente, llegar a la rendición y dar paso a la sanación profunda y a la transformación. Vemos cómo la búsqueda de soluciones le llevó a viajar a otro país en donde se detuvo en la práctica meditativa y contemplativa para acallar la mente que sufre, obteniendo con ello un nivel de conciencia más elevado, en lo que se podría denominar recuperación del alma.

Aquellos que hayan vivido la muerte de un ser querido, así como los profesionales de la salud que trabajen con la pérdida, el duelo o la muerte de un hijo o de un ser querido, se sentirán más preparados para entender el continuo dolor interno, el camino desalmado de la pérdida, la desesperación y la impotencia de un padre cuya finalidad última es sobrevivir la muerte misma. Al otro lado de esta travesía se encuentra el proceso que dio lugar a una nueva corriente de liberación del dolor; a un nuevo sentido y a un rendirse ante la belleza y los misterios de la vida con un futuro que no se había imaginado.

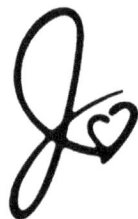

Jean Watson, PhD, RN, AHN-BC, FAAN, LL (AAN)
Fundadora / Directora de Watson Caring Science Institute en Boulder, Colorado, EE. UU. Decana emérita y catedrática distinguida por la Universidad de Colorado, Denver Galardonada con 15 Doctorados Honoris Causa (12 de ellos internacionales) Nombrada "Leyenda Viviente" por la American Academy of Nursing en 2013

Prólogo
Por Erika Caballero Muñoz

En tiempo de conflictos armados, de cambios en el ambiente, de problemas crónicos de salud, de vida y muerte, este libro representa un bálsamo para el alma, una forma de reencontrarnos con nosotros mismos y nuestra esencia en el amor divino en un universo sagrado.

Este libro representa un profundo descubrimiento personal de un enfermero y su esencia a través de la entrega, el amor y el agradecimiento a su maestra del alma, su hija Julieta.

Se constituye una guía de apoyo a los padres, que sumidos en el dolor de perder un hijo, deben renacer, también muestra un camino para los profesionales de salud y la necesidad de fundamentar su quehacer en una filosofía y ciencia del cuidado.

Este texto que usted tiene en sus manos le mostrará el camino para hacer del hombre más humano, mediante el amor infinito de los hijos, la familia y a través del desarrollo espiritual conectado armoniosamente con el universo. Se fundamenta en él, el descubrimiento a través de nuestros ancestros de un camino de sanación previo que ellos han realizado y que siempre forja nuestro camino espiritual para lograr una visión holística.

Cada párrafo del relato de las vivencias del autor, mi gran

amigo, lo ayudarán como profesional a descubrir los caminos de sanación y acompañamiento de los niños en su sufrimiento y cuidados paliativos; Un aprendizaje al dejar estar, al permitirse también ser cuidado y estar abierto a uno mismo y a la situación de cuidado, como plantea Watson.

Este libro lo llevará por un camino que le permitirá conectarse, unir su cabeza, su corazón y sus manos y plasmar en ellas prácticas de cuidado amoroso. Transitará en el descubrimiento del cuidado como acto sagrado, como acto de amor donde cada momento del cuidado es único y debe ser vivido como tal, estando presente para el otro. Lo llevará por un camino de perdón, gratitud y sanación verdadera.

Podrá con la lectura suave de este libro, redescubrir el significado de honrar la muerte, y reconocer cómo estamos muriendo en cada momento, en el sentido que cada aliento permite experimentar el milagro de la vida, como nos señala Watson, siendo la muerte una rueda sagrada de vida.

Brillantemente a través de su viaje al Paraguay, Héctor nos enseña la importancia de la práctica contemplativa y meditativa continua, que nos da ecuanimidad, amor y bondad a uno mismo y a otros, que permite la conexión con la dimensión transpersonal de nuestra vida, en este viaje nos invita a reconocer la importancia del perdón y del agradecimiento como una forma de limpiar el alma. Nos enseña a vivir la pérdida como un acto transformador. Transita en este libro por los diez procesos caritas, que dan guía y norte al cuidado.

Agradezco la valentía de mi querido amigo al plasmar en este libro sus vivencias, quien al igual que yo, hemos sido bendecidos con un camino que nos liberó a los milagros, al abrirnos al Caritas y a la práctica amorosa de centrarnos, de cuidarnos y cuidar a otros con intencionalidad de sanar. Nos deja una gran lección de vida, que lleva a entender la ciencia del cuidado, que nos permite decir, "yo soy cuando somos" conectados en un campo energético de amor y profunda sanación.

Erika Caballero Muñoz

Erika Caballero M

Enfermera – Matrona

Magister Diseño Instruccional

Especialista en Enfermería del Recién Nacido de Alto Riesgo

Experta en Informática en Enfermería y Educación a Distancia

Directora Académica UVISA

Miembro del Consejo Internacional de Enfermeras (Región 6)

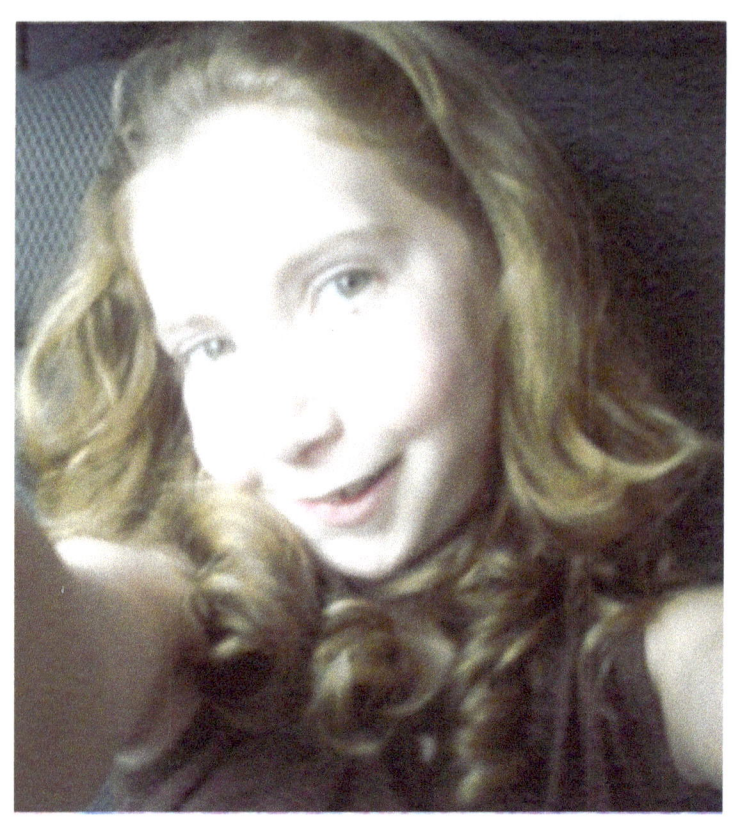

Julieta Rosso
06-07-2000 / 19-10-2013

Dedicación

Este libro está dedicado a la memoria de mi bella y dulce hija Julieta Rosso, luchadora incansable, maestra de vida, de alegría eterna, felicidad inagotable, derroche de sonrisas, gran hija, mejor hermana y amiga, gran amante de los animales y la naturaleza…

ilustrationes de Julie Watson © 2019

Agradecimientos

A mis hijos, Lucia y Enzo Rosso, por su apoyo y amor incondicional, fuente de inspiración en esta vida.

A mi dulce esposa, Julie Watson, compañera de mi nueva vida y gran mujer.

A Jean Watson por su visión de un mundo mejor, de una enfermería empoderada, con un rol sagrado, y por su legado al mundo de la Ciencia del Cuidado.

A Lynne Wagner, mi maestra y mentora en el curso de Caritas Coach, gran colega y amiga, y a Jan Anderson por sus enseñanzas.

A Erika Caballero, gran amiga, guía espiritual y profesional, gracias por tu apoyo, contención y sanación a Julieta en los momentos más difíciles.

A la vida y a la eterna energía del Universo…

"De la misma manera que en nuestras vidas personales durante una crisis o enfermedad, tragedia, pérdida, o muerte inminente es cuando ponderamos las cuestiones espirituales que van más allá del mundo físico material, es aquí en nuestra vida profesional-científica en evolución cuando puede ser necesario que ponderemos nuevos sentidos. En nuestra forma de vida convencional sin espíritu, técnica, como si fuera una especie de lecho de muerte, la ciencia del cuidado ofrece nueva libertad, un nuevo espacio para reconsiderar un sentido más profundo del trabajo y de los fenómenos del cuidado-sanación". (Watson, 2005, pág. 139)

Prefacio

Del amor, la muerte y la sanación – escribir para uno mismo y para otros

Este libro surge luego de vivenciar una de las situaciones más difíciles que un ser humano pueda experimentar: la pérdida de un hijo.

Este es un viaje de amor, pérdida, sufrimiento y sanación enmarcado en la Ciencia del Cuidado de Jean Watson; un libro para ayudar y guiar a otros padres y profesionales de la salud que han vivido y viven la pérdida y la sanación, a través de mi experiencia de vida y como profesional enfermero con la mirada en la ciencia del cuidado.

Descubrí mi camino espiritual en un momento de profundo dolor después de cuidar y perder a mi hija, Julieta, a quien le diagnosticaron un cáncer a la edad de 6 años y murió a la edad de 13 años, tras largos años de difíciles tratamientos, y poco más de un año de cuidados paliativos.

En esta profunda búsqueda espiritual conocí diferentes disciplinas holísticas y llegué al estudio de la Ciencia del Cuidado de Jean Watson y sus 10 Procesos de Caritas®. Durante mi formación como Coach de Caritas, comencé a sanar y a imaginar la escritura de este libro para procesar mi sanación y ayudar a otros padres en viajes similares.

Este libro describe mi vida y mi relación con mi hija y conmigo mismo, con mi familia y la conexión con el descubrimiento de mi verdadera esencia y la transformación a un ser más espiritual. Éste es el comienzo de mi camino hacia la profundización de mi comprensión y expansión de mi propia autocuración y mi tarea como Coach de la Ciencia del Cuidado para los demás en la sanación.

Este libro, guiado por la Ciencia del Cuidado, actuará como piedra de toque de sanación, tanto para los familiares que sufren la pérdida de un niño como para los profesionales de la salud que actúan en su cuidado y tratamiento.
En particular, el libro es para padres en una situación semejante; para hermanos, abuelos, tíos y miembros de las familias extendidas; para enfermeros y enfermeras y otros profesionales de la salud, tanto de la medicina convencional como de la complementaria. La Ciencia del Cuidado tiene el poder de ayudar a cualquier persona que se preocupe por la vida y el duelo en la muerte.

Este libro gestado, planeado y escrito desde el corazón a través de los ojos y las reflexiones de un padre y un enfermero que sufre, servirá como referencia, como una herramienta para la sanación. Es una experiencia profunda y personal que puede proporcionar asesoramiento y orientación a aquellos que experimentan enfermedades, a los que se preocupan por los enfermos terminales, los cuidados paliativos, la muerte y la pérdida. Es un ejemplo de resiliencia y vida después de la muerte. Se trata de las relaciones y los desafíos familiares.

También es una guía para profesionales, una forma de ver un ejemplo del lado humano de la enfermedad y la pérdida a través de la lente de la Ciencia del Cuidado y Caritas. Mi propósito es ser creativo, artístico de manera personal y reflexiva, lo que espero guíe al lector en las conexiones humanas, fomentando la compasión y el amor por sí mismo y por los demás de forma sanadora.

Es un libro reflexivo profundamente personal, conmigo en el centro y como escritor.

Me fui de mi país, Uruguay, con el único propósito de centrarme en el estudio de la Ciencia del Cuidado y el estudio del inglés para entender esta ciencia. Usando la Ciencia del Cuidado como principio rector, y tejiendo los 10 Procesos de Caritas® a lo largo de mi experiencia, he desarrollado el marco y el contenido de mi libro. A través de la reflexión, primero sobre los años de mi vida cuidando a mi hija con cáncer y después, los años de mi aflicción, organicé mis pensamientos dibujando una línea del tiempo con momentos cronológicos clave que han formado la base de los capítulos de este libro. Dentro de estos capítulos habrá diferentes notas, reflexiones de Caritas o citas sobre la Ciencia del Cuidado para padres y/o familiares y para enfermeras y profesionales de la salud que quieran reflexionar sobre el cuidado humanizado.

Este libro es escrito en español y traducido al inglés.

El libro está dividido en cuatro capítulos que describen mis vivencias y mis experiencias transformadoras.

Tabla de contenido

CAPÍTULO I   Mi relación con Julieta, mi hija   Pág.01
pequeña, que con seis añitos
comienza a vivir un cáncer.
Los momentos claves en mi
relación con ella, la familia, los
tratamientos, los cuidados y su
enfermedad. Incluye la fuente de
mi vida y dolor.

CAPÍTULO II   Cuidados paliativos, momentos   Pág.41
de alegría, momentos de tristeza,
dolor y muerte.

CAPÍTULO III	Los "dos años intermedios", años de mi negación, indiferencia y esfuerzo para avanzar de manera robótica, centrándome sólo en el trabajo, el estudio, el apoyo financiero, sin honrar mi gran pérdida, ni la pena y la necesidad de autocuidado y sanación. Esta parte incluye mi viaje en solitario a Paraguay, una época en la que experimenté una confrontación profunda conmigo mismo que cambió mi vida. Con gran dolor confronto la realidad de un corazón roto, un dolor inmenso, como en carne viva… y me rindo a mi pena. Ahí desarrollé mi relación con el duelo centrándome en mí por primera vez.	Pág. 65

CAPÍTULO IV	Nueva apertura y conciencia del yo, de mi profunda pérdida, de la necesidad de sanación. Inicié el viaje de mi búsqueda personal y mi corazón cambió. Mi profundización interior, mi conexión con el universo, mi descubrimiento y la incorporación de una sanación nueva y más profunda a través de la experiencia encarnada en la Ciencia del Cuidado, me llevan hacia Caritas y me convierto en Coach (Caritas Coach®). Un cambio de vida, tiempo de perdón, amor, gratitud y vulnerabilidad.	Pág. 95
EPÍLOGO	Mi camino actual, un breve resumen de mi evolución como profesional y ser humano 'viviendo' la Ciencia del Cuidado Unitario y la Teoría del Cuidado Humano de Jean Watson.	Pág. 133

Dibujo realizado por el artista Aaron Blecha (www.monstersquid.com) en mi presentación "Resilience through compassion and love" en WCSI *Global Human Caring – Arts Health Humanity Conference*, realizado del 11 al 13 de Octubre de 2018, en Brighton, Inglaterra.

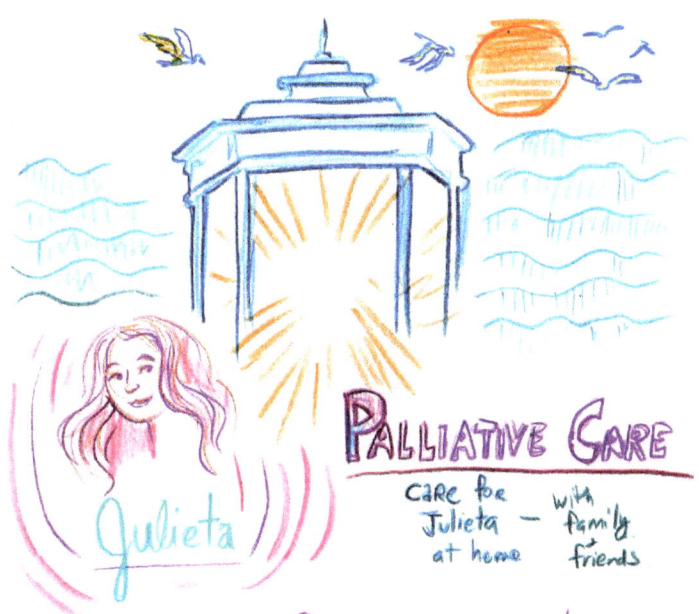

PALLIATIVE CARE

Care for Julieta at home — with family & friends

GRIEVING & TRANSFORMATION

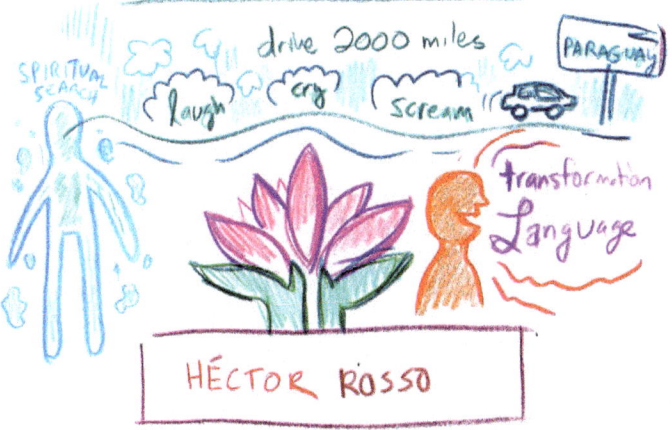

SPIRITUAL SEARCH

drive 2000 miles — laugh, cry, scream — PARAGUAY

transformation Language

HÉCTOR ROSSO

Capítulo I

Un nuevo camino

Hoy comienzo este nuevo camino, el de escribir sobre mi vida, mis anécdotas, mis momentos entrañables y también los momentos dolorosos y de mucho pesar, pero tanto los felices como los no tan felices, todos trajeron a mi vida enseñanzas que me fueron construyendo el que soy hoy.

Puedo decir con certeza que hoy en día me considero un hombre más humano, con mucho amor, con muchas ganas de seguir transitando en la búsqueda y profundización de mi vida espiritual en contacto profundo y armonioso con el universo, transitando las diversas formas de contacto con lo divino, con la energía del universo, llamémosle Reiki, Registros Akáshicos, Yoga, meditación, caminatas por el Laberinto, Energía Chamánica, el Camino de los Hijos de la Tierra en Uruguay, Medicina Sagrada de los Ancestros Americanos; Caritas, Cuencos Tibetanos, Decodificación, Charlas con los Ángeles, Dios, etc.

Esta nueva opción de vida, que he tomado con total libertad y consciencia, es totalmente opuesta a la que he tenido anteriormente en mi vida. En absoluto estaba de acuerdo con lo espiritual; sólo creía en lo que podía ver, tener pruebas, como el método científico. Pero ahora estoy convencido que ésta es mi nueva forma de vida, en total comunión con mi esencia, con mi interior y el universo.

Una parte de mi familia siempre estuvo muy conectada con lo espiritual, especialmente mi bisabuelo y mi tía abuela por parte de padre. Tuve el honor de vivir con esta tía durante varios años en mi juventud, cariñosamente le decíamos tía Peti. Ella era la sanadora del barrio. Acudían a ella vecinos y conocidos en busca de su ayuda. En ese entonces, yo estaba haciendo mis primeras incursiones en la enfermería y veía esas situaciones con cierto escepticismo. Ahora aprecio la importancia que ella tuvo en la comunidad y todo el apoyo y ayuda que brindó desinteresadamente a mucha gente. Sin lugar a duda, ella fue la primera maestra holística que tuve. Hoy, mirando atrás, me doy cuenta de lo importante que ella fue en mi vida ya que probablemente forjó la apertura de mi camino espiritual.

El comienzo y el transitar de la enfermedad de Julieta

Pero mi despertar espiritual comenzó con la dolorosa muerte de mi pequeña hija, la menor de mis tres hijos. Hermosa niña, Julieta, fue mi gran maestra de vida, de fortaleza, de amor, entrega, de unión, de bondad, de alegrías, de dolor, de pesar, de momentos malos, pero muchos más de los buenos, de los muy buenos.

Julieta era un ser humano excepcional con una energía única; ella pudo sobrepasar muchas y diferentes quimioterapias, diferentes cirugías y varias sesiones de radioterapia, y no solo una vez sino varias, en ocasiones más de dos o tres veces, con lo que todo ello conlleva.

Al comienzo de la enfermedad de Julieta la situación familiar fue difícil porque hacía un año que Cecilia, la madre de mis hijos, y yo nos habíamos separado; esto complicó la situación inicialmente pero luego todo se encaminó con armonía para el cuidado y bienestar de Julieta.

La enfermedad comenzó a fines del año 2006 cuando se creía que estaba incubando una parotiditis (comúnmente llamada paperas), pero desgraciadamente no resultó tan benévolo. Exactamente el 23 de diciembre de ese año, víspera de navidad, se le diagnosticó un cáncer (Rabdomiosarcoma de parótida). Cómo no recordarlo si fue una navidad de gran incertidumbre y dolor por la noticia.

Julieta tenía apenas 6 añitos de edad, acababa de terminar

su primer año escolar; de ahora en adelante su vida estaría acompañada de su enfermedad, el cáncer, hasta su muerte.

En la fiesta de fin de año de su escuela, en ese mismo diciembre de 2006, ella representó a Mary Poppins. Fue algo que la marcó y llenó de alegría y felicidad hasta tal punto que esa película la veíamos en los momentos más dolorosos del tratamiento, siendo un escape que la transportaba a una inmensa alegría y felicidad; era muy bello y conmovedor verla mirar su película favorita.

Cuando escribí este párrafo
me trasladó al sentimiento
de amor y plenitud de ese
entonces, y cada vez que
lo leo me sucede lo mismo,
pero es un sentimiento
dulzón-amargo que me
comprime el pecho…

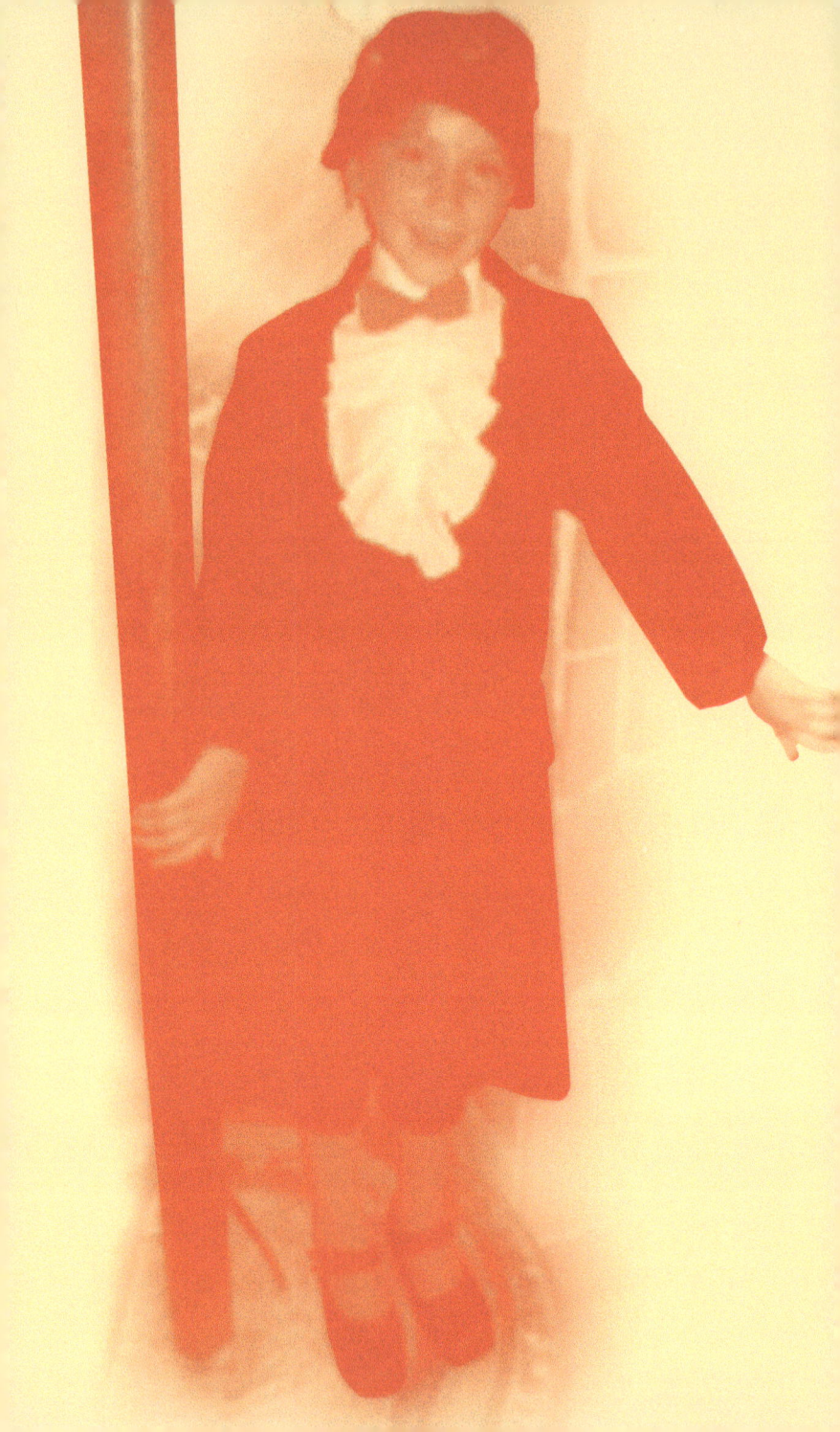

Comienzo de la primera quimioterapia y cirugía

Luego de las fiestas navideñas del 2006 comenzaron a aplicarle la quimioterapia. Durante aproximadamente un mes y medio le dieron con todo, la quimioterapia era muy fuerte y los efectos secundarios no se hicieron esperar: vómitos, náuseas, malestar, decaimiento, largas sesiones en el hospital de día, a veces de ocho a diez horas. Pero ella era muy fuerte y positiva; una vez en su casa se recuperaba rápidamente, junto a sus amigos, sus mascotas, su familia.

En febrero de 2007 después de largas sesiones de quimioterapia, se realiza la primera cirugía en el Centro Hospitalario Pereira Rossell, lugar donde yo trabajaba desde hacía más de 15 años. Se planifica la cirugía con la profesora grado 5 de ORL, excelente persona y profesional que siempre nos apoyó y ayudó en lo médico y en lo humano. La acompaña en la cirugía un odontólogo cirujano especialista en maxilofacial y un equipo multidisciplinario de profesionales. Fue una cirugía muy larga que duró más de ocho horas, más la preparación y el posoperatorio inmediato.

Siempre tuve la posibilidad de acompañar a Julieta hasta la sala de operaciones misma. Acompañándola yo le infundía confianza y seguridad hasta que se dormía. Permanecía con ella hasta que quedaba completamente anestesiada. Era muy importante para ella que yo estuviera a su lado ya que así no se ponía nerviosa. Antes de que se despertara yo siempre estaba ahí en la sala de operaciones o en la sala de recuperación esperándola.

Agradezco a todos los colegas del block quirúrgico del Hospital Pediátrico, que hicieron un trabajo excepcional y muy humano.

Mis sentimientos en este periodo son indescriptibles. Estaba abrumado, me sentía devastado, no podía creer que me estuviera pasando esto y más trabajando en la salud donde uno entiende un poco más lo que vendrá. Pero no podía manifestar mis sentimientos, tenía que ser el soporte de la familia de Julieta, de mis otros dos hijos, Lucía y Enzo, y de la madre de mis hijos. Siempre estuve fuerte, mostré entereza frente a todo el proceso de enfermedad de Juli. Casi no había tiempo para mí.

Pero ¿quién cuida al cuidador?

" Un modelo de cuidado, curación y Conciencia de Caritas es estar presente en el momento, estar más abierto y disponible para uno mismo y las situación". (Watson, 08, pág. 54)

Ahora, viéndolo todo retrospectivamente, me doy cuenta de toda la entrega y dedicación que les brindé a los demás, siempre haciendo que el resto se sintiera bien. Pero ¿qué pasó conmigo? No estoy arrepentido, ni mucho menos, es más, lo volvería a hacer si es necesario, pero ahora lo haría con otra sabiduría y tendría muy presente que el amor es el camino, la herramienta, la acción más poderosa.

Tuve la suerte de contar con una mujer excepcional que me brindó contención, ayuda y apoyo en todo este tiempo. Mi pareja en ese entonces era Laura y lo fue por muchos años. Hermosa persona a la que estoy eternamente agradecido ya que fue mi compañera en el momento más difícil de mi vida. Fue una resiliencia colectiva. Juli fue como una hija para ella y lo pasó muy mal también con su partida.

Comienzo de la primera radioterapia

Luego de la cirugía de Julieta vino el proceso de radioterapia. Tuvimos que ir de lunes a viernes durante varias semanas. Fueron momentos complejos, primero porque hubo que hacer una máscara especial para la realización de la radioterapia y luego pasar el tiempo mientras se realizaba la sesión. Hay que tener presente que hablamos de una niñita de seis años que venía de una compleja experiencia de quimioterapia y una larga recuperación quirúrgica. A pesar de eso, Julieta lo afrontó todo con mucha valentía.

Recuerdo que la radioterapia se realizó en el invierno y una de las cosas que más le gustaba a Juli era salir de la radioterapia e ir a comer tortas fritas en un puesto de vendedores callejeros. Las tortas fritas es una comida típica uruguaya, especial en épocas invernales o días de lluvia, tipo de pan realizado con harina, agua y sal, fritado en grasa vacuna. Juli era muy feliz con tan poco...

Su cara ya no era la misma; la cirugía dejó su marca y la radioterapia no ayudaba en el proceso de recuperación, es más, dañaba su piel. Recuerdo que teníamos que aplicarle una crema especial. La alopecia tampoco se hizo esperar. Fue todo un tema el abordaje de la pérdida de su hermoso y largo cabello rubio lleno de bucles, una niña tan bella y de repente una cara diferente y sin su pelo.

"Emanamos de nuestra presencia e irradiamos desde el centro de nuestro Corazón en un momento de cuidado, pero nuestra presencia puede centrarse en la cabeza o en el corazón, y/o podemos unir cabeza y corazón en acciones para conectarnos con la infinidad del Amor ". (Watson, 2005, pág. 115)

Pero superó todos esos tratamientos y poco a poco se fue incorporando a su rutina, su colegio, sus pasatiempos. Fue un año muy duro, con todas las esperanzas puestas en que la enfermedad de Juli acabara ahí. Los días transcurrían y los controles médicos con sus respectivos exámenes de sangre, tomografías, etc. que le quitaban mucho tiempo a su corta niñez.

Reaparición del cáncer

Pasaron dos años del inicio de la enfermedad de Juli y ya estábamos muy esperanzados de que todo había terminado y quedado atrás, pero no fue así. La ilusión y la felicidad se cortaron abruptamente. Una de las tomografías computadas reveló un nuevo hallazgo de la enfermedad: había aparecido una recidiva. Anteriormente había sido en la zona del maxilar derecho, donde fue extirpada la parótida; ahora la recidiva seguía el curso del maxilar inferior hacia su boca. Todo volvía al comienzo, con la diferencia de que las probabilidades de curación ahora eran mucho menores. Los especialistas nos comunicaron que sería una cirugía muy compleja y que no sabían cómo iban a abordarla ya que no había en Uruguay mucha experiencia en este tipo de cirugía.

De ahora en adelante comienza una búsqueda incansable. ¿Dónde se podía hacer la cirugía y cuáles serían los costos en el extranjero? Nos conectamos con varias universidades y hospitales en EEUU, Argentina y Brasil, pero el tiempo apremiaba y teníamos que resolverlo pronto y encontrar un tratamiento oportuno.

La mejor opción que tuvimos fue realizar una consulta en el Hospital Sirio Libanés de San Pablo en Brasil. Es el hospital referente de la región de Sudamérica, con mucha experiencia en cirugías y tratamientos a pacientes oncológicos.

Hacia allí partimos con Julieta y su madre a realizar las primeras consultas con los médicos, el oncólogo pediátrico, el cirujano maxilofacial y el plástico. Recuerdo que todo fue una novedad ya que era la primera vez que Juli subía a un avión; la pasamos muy bien disfrutando los pequeños momentos con gran felicidad, por un tiempo nos olvidamos de la enfermedad. Tuvimos las entrevistas y quedamos muy esperanzados de que todo iba a solucionarse. En la entrevista con el cirujano plástico éste nos informó que sería un gran desafío para él porque la cara de Juli estaba afectada por los efectos de la anterior cirugía, la quimio, la radio y ahora el nuevo tumor.

Retornamos a Uruguay unos días después con muchas esperanzas y ganas de afrontar todo lo que vendría en este nuevo proceso de la enfermedad.

De los tres médicos uno hablaba español, por lo que nos entendíamos bien. A los días de haber retornado de San Pablo nos informan de los costos que deberíamos afrontar para la nueva cirugía de Juli; esto fue un gran capítulo dentro de todo el proceso del nuevo tratamiento. Cada médico tenía un costo muy elevado de miles de dólares y la internación y los diferentes insumos médicos fueron cientos de miles de dólares, más la larga estadía que deberíamos afrontar en Brasil, pero esto fue sólo el costo de nuestra primera vez.

Debíamos juntar todo ese dinero y tuvimos la ayuda de mucha gente: organizaciones sociales, sindicales, instituciones y empresas, vecinos, compañeros de trabajo, amigos, familiares y personas que no conocíamos nos apoyaron en nuestra campaña de recolección de fondos para encarar la cirugía de Julieta en el extranjero.

Fue una maratónica movida por Julieta, y siempre estaremos muy agradecidos, especialmente por el apoyo y la solidaridad de nuestra sociedad.

Se realizaron colectas, se hicieron diferentes eventos artísticos para recolectar fondos, hubo muchas donaciones, realizamos diferentes campañas por los medios de comunicación masiva como la tv, radio, redes sociales. La familia y amigos cercanos trabajaron denodadamente para juntar los fondos necesarios para comenzar enseguida.

Segunda cirugía de Julieta (Brasil)

La verdad es que nos fuimos a San Pablo nuevamente, ahora para afrontar la cirugía, pero sólo teníamos un tercio de los costos, lo justo para comenzar. Pero el tratamiento no podía esperar, ¡y nos tiramos al agua! El tema económico fue un estrés adicional, que por momentos era insoportable, pero había que encararlo y seguir adelante.

Sacamos los pasajes de avión y realizamos los contactos de alojamiento en un hotel que estaba frente al hospital, ya que solamente estaríamos con Julieta su madre y yo. Necesitábamos tener un lugar cercano para alimentarnos, asearnos y más tarde hacer la recuperación con Julieta cerca de las consultas médicas.

Para mis otros dos hijos, Lucia y Enzo, fueron momentos muy duros y complicados, ya que pasaron un largo tiempo lejos de sus padres y su hermana. Siempre tuvieron una contención muy especial de su familia materna, quienes les brindaron soporte, amor y cariño. Pero eran púberes que tuvieron que enfrentar el dolor, la angustia y la lejanía de sus seres queridos por el tratamiento de su hermana en el exterior. Fue difícil también porque Julieta tenía toda nuestra atención.

En la construcción de este libro fui teniendo diferentes recuerdos de lo vivido y me gustaría compartirles uno en especial que fue muy conmovedor para mí, sentirlo me llena de un gran amor.

Comienzo a recordar detalles de los diferentes momentos vividos con Julieta, vivencias que tengo muy presentes, a tal punto que el otro día en la playa en Brighton (Inglaterra) mientras meditaba, me surgió el recuerdo tan real como si estuviera viendo una película del parto y nacimiento de Julieta. En unos instantes vi todo el evento. Recuerdo con mucho amor y felicidad cada detalle, desde el comienzo de los controles de su madre en el prenatal, el momento en que Cecilia comenzó con la labor de parto, cuando entramos al sanatorio y llegó el hermoso bebé sin complicaciones. Fue un instante de mucha alegría, recordar cuando presentamos a Julieta a sus hermanos, Lucía y Enzo. Ellos tenían 3 y 2 añitos respectivamente. Fueron años muy hermosos donde se apreciaba la belleza de esos tres hermosos niños y su crecimiento.

En ese tiempo Cecilia y yo trabajábamos como voluntarios en el movimiento Scout, éramos educadores en el Grupo Scout N° 6 Padre Jacinto Tuccillo. Recuerdo este periodo de nuestras vidas tan nítidamente, cómo compartimos con nuestros hijos el contacto y el amor por la naturaleza: muchísimos campamentos en diferentes lugares hermosos de nuestro país, infinidad de actividades, fogones, caminatas, noches estrelladas, chapuzones en el mar o en los ríos, rodeados de hermosas personas, adultos educadores, padres colaboradores, niños, adolescentes y jóvenes beneficiarios a los que estábamos formando. Esos momentos son inolvidables, te marcan para siempre. Recuerdos llenos de belleza, amor, paz, bondad, hermandad, alegría logrados con tan poco: sólo se necesitaba una carpa, una mochila y la aventura estaba asegurada. Fueron grandes momentos vividos en familia.

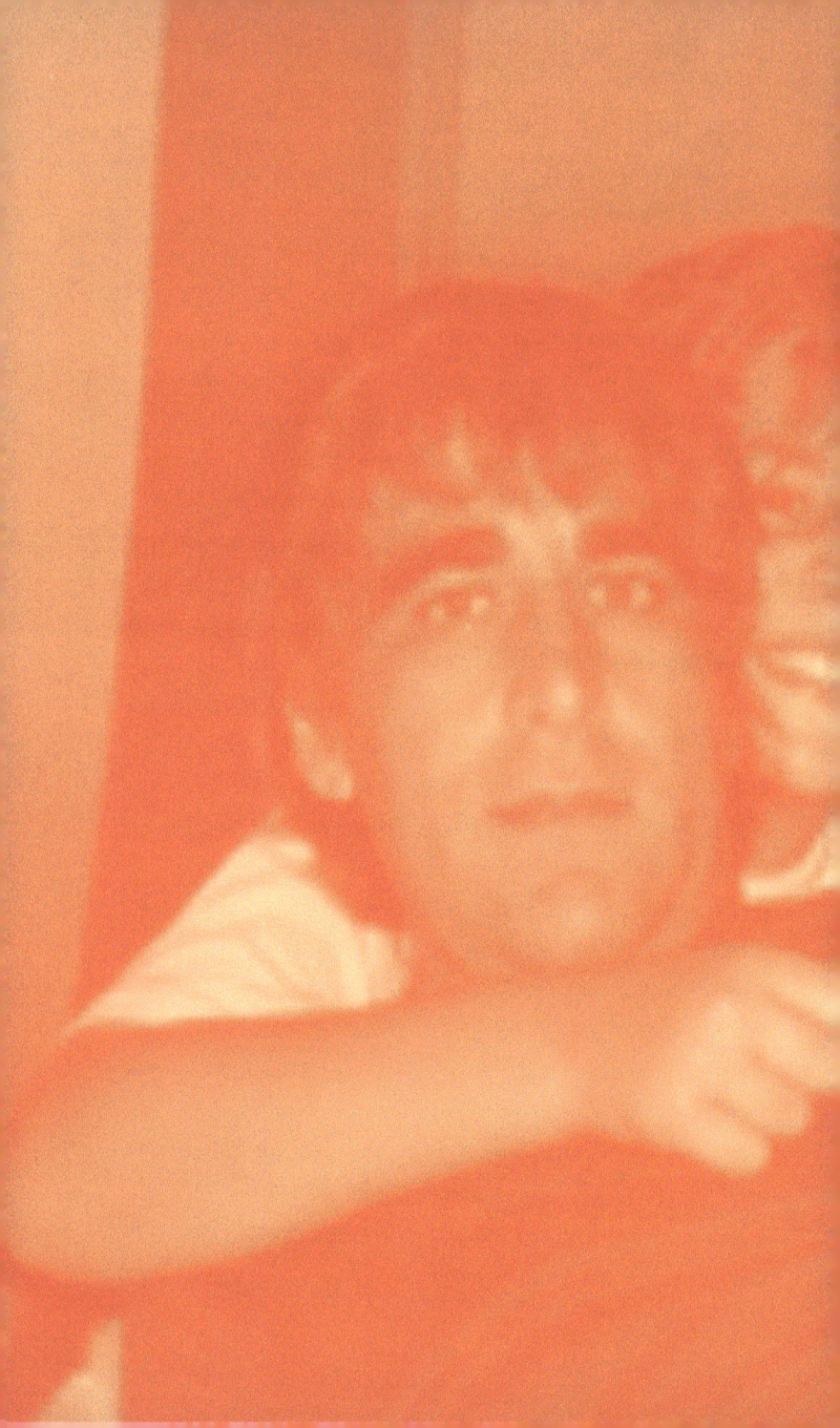

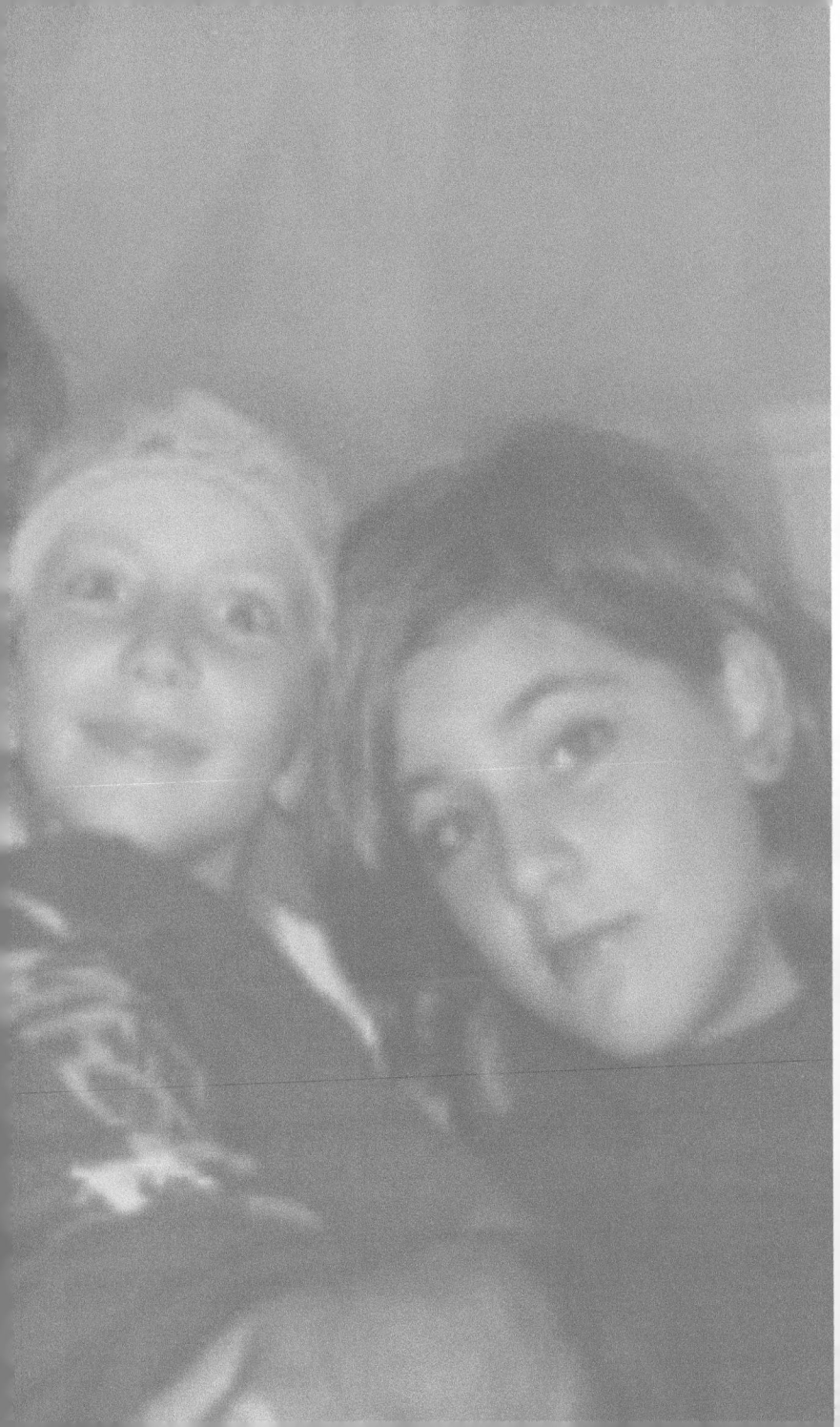

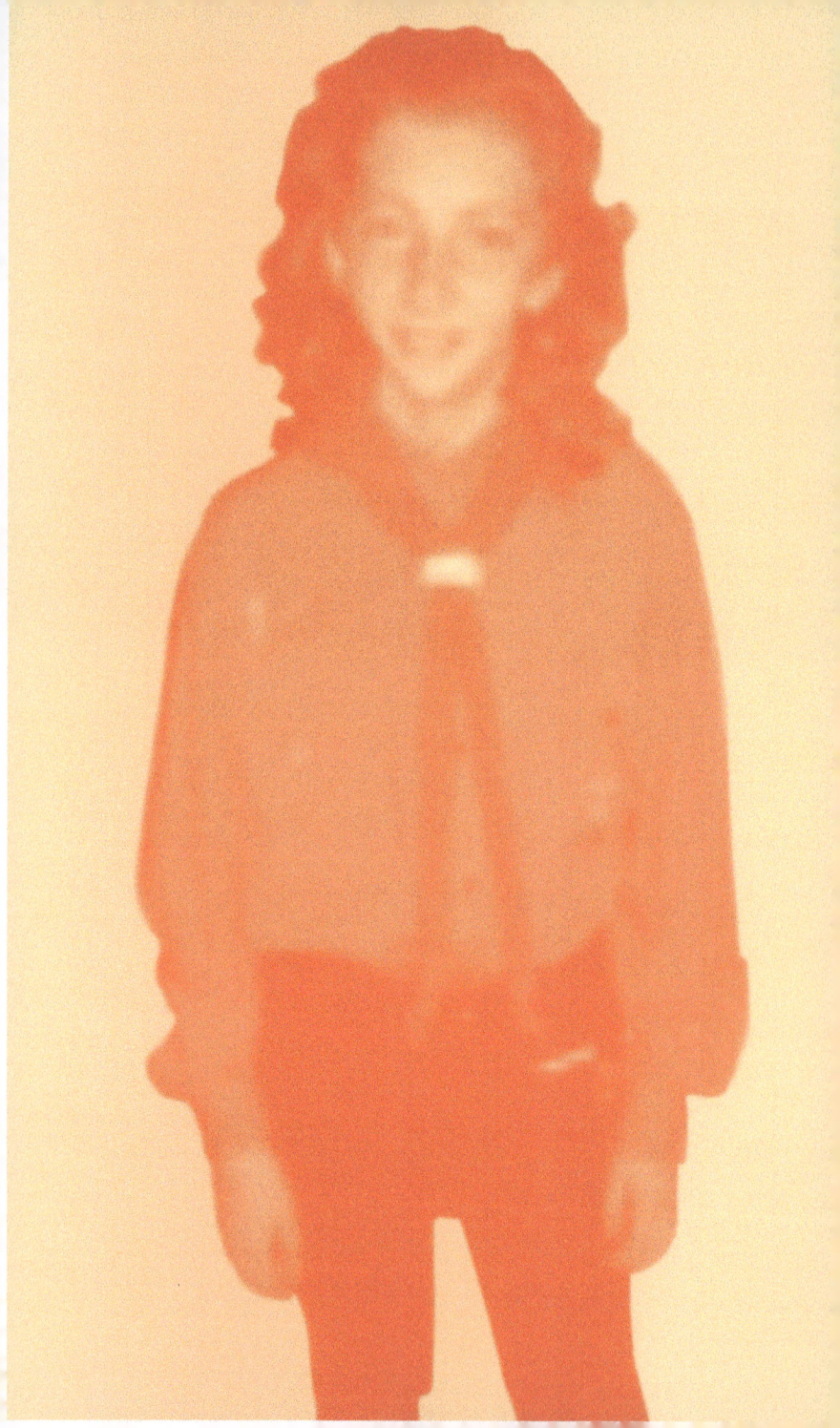

El día de la cirugía de Julieta en San Pablo estábamos con una gran expectativa. Sabíamos que iba a ser muy compleja, sobre todo la recuperación, estar en un país extraño para nosotros con un idioma diferente, y especialmente para Julieta, pero los brasileros nos trataron muy bien y tuvimos mucho apoyo tanto de los profesionales como de las personas que estaban a nuestro alrededor. Difícil también fue para Julieta estar alejada de las cosas que más amaba, sus hermanos, su casa, el resto de la familia, sus amigos, su barrio, sus juguetes, sus mascotas, su mundo.

Tuvimos un comienzo muy ameno y alegre. La sala del Hospital Sirio Libanés era muy hermosa y acogedora; era sólo para ella, un contraste con Uruguay donde siempre compartía habitación con otros niños. El preoperatorio empezó el día anterior con la realización de los diferentes procedimientos: higiene, extracción de sangre para rutinas, colocación de VVP (vías venosas) y las comidas para empezar el ayuno. Recuerdo que ella estaba fascinada y parecía que no iba a ocurrir nada al otro día.

No había duda de que ella estaba nerviosa, al igual que nosotros, con las esperanzas puestas en la cirugía de extirpación del tumor y luego la reconstrucción y su éxito. A saber cómo quedaría su rostro y su pierna. Se iba a necesitar parte del peroné y músculo de la zona para la reconstrucción del maxilar inferior por la extirpación del tumor.

El día de la cirugía comenzó, como era habitual, conmigo a su lado. Se despide de su madre a la entrada del block quirúrgico, mientras yo me cambiaba de ropa para entrar con ella. Hacer frente a la cirugía y no entender a las enfermeras y médicos era un estrés adicional especialmente para una niña, pero gracias a mi profesión yo podía estar a su lado, pues entendía las reglas y protocolos de un block quirúrgico. Esto realmente era muy importante para nosotros, para mí por poder darle contención a mi hija para que ella se sintiera realmente segura y acompañada.

Tengo que agradecer a todo el personal que nunca pusieron ningún problema y entendían que era necesario estar a su lado. Este es un aspecto muy humano del equipo asistencial.

Julieta tenía una relación muy estrecha, muy importante y profunda conmigo, especialmente cuando se sentía vulnerable ante la adversidad de los problemas de salud, pero en cuanto se sentía mejor, esa relación estrecha y profunda era con su madre, así que era muy importante para ella contar con nosotros dos.

La cirugía fue todo un éxito y todo salió como estaba planificado. Ahora empezaba un largo periodo de recuperación. Durante varios días estuvimos en el hospital. La recuperación iba a ser lenta y larga, y debíamos afrontar diferentes situaciones, desde el tema de la movilidad, como tenía una gran herida en la pierna, Julieta no podía caminar y debía trasladarse en silla de ruedas, a la alimentación, que era solo a través de una sonda nasogástrica.

El tema del habla fue todo un reto también porque iba a estar por un largo periodo de tiempo traqueostomizada (la traqueostomía es un procedimiento quirúrgico donde se crea una abertura a través del cuello, donde va una cánula, proporcionando el pasaje de aire a los pulmones) por lo que se hizo necesario enseñar a Julieta cómo hacer para poder hablar y comunicarse. Todo esto sin olvidar la importancia de las curaciones de las diferentes heridas quirúrgicas, etc.

Luego de la internación debimos continuar la recuperación en el hotel, y no fue fácil ya que no contaba con la infraestructura necesaria para la recuperación de un paciente. Pero nos adaptamos y lo realizamos con mucho amor y ganas para que Julieta pudiera recuperar la salud y que pudiera viajar a Uruguay prontamente.

Para ella era muy importante realizar diferentes actividades lúdicas y recreativas para sobrellevar la recuperación. Le gustaba mucho pintar, escribir historias, contaba con diferentes juguetes de su agradado, juegos de caja y cartas que compartíamos juntos, y un DVD con sus películas favoritas. Pero a ella le gustaba mucho el contacto con la naturaleza y en pleno proceso de recuperación vimos muy oportuno realizar una salida al zoológico de San Pablo. Fue una experiencia increíble y la ayudó mucho a recuperar el ánimo. Pasamos varias horas divirtiéndonos y disfrutando un rato sin pensar en los diferentes procedimientos del tratamiento.

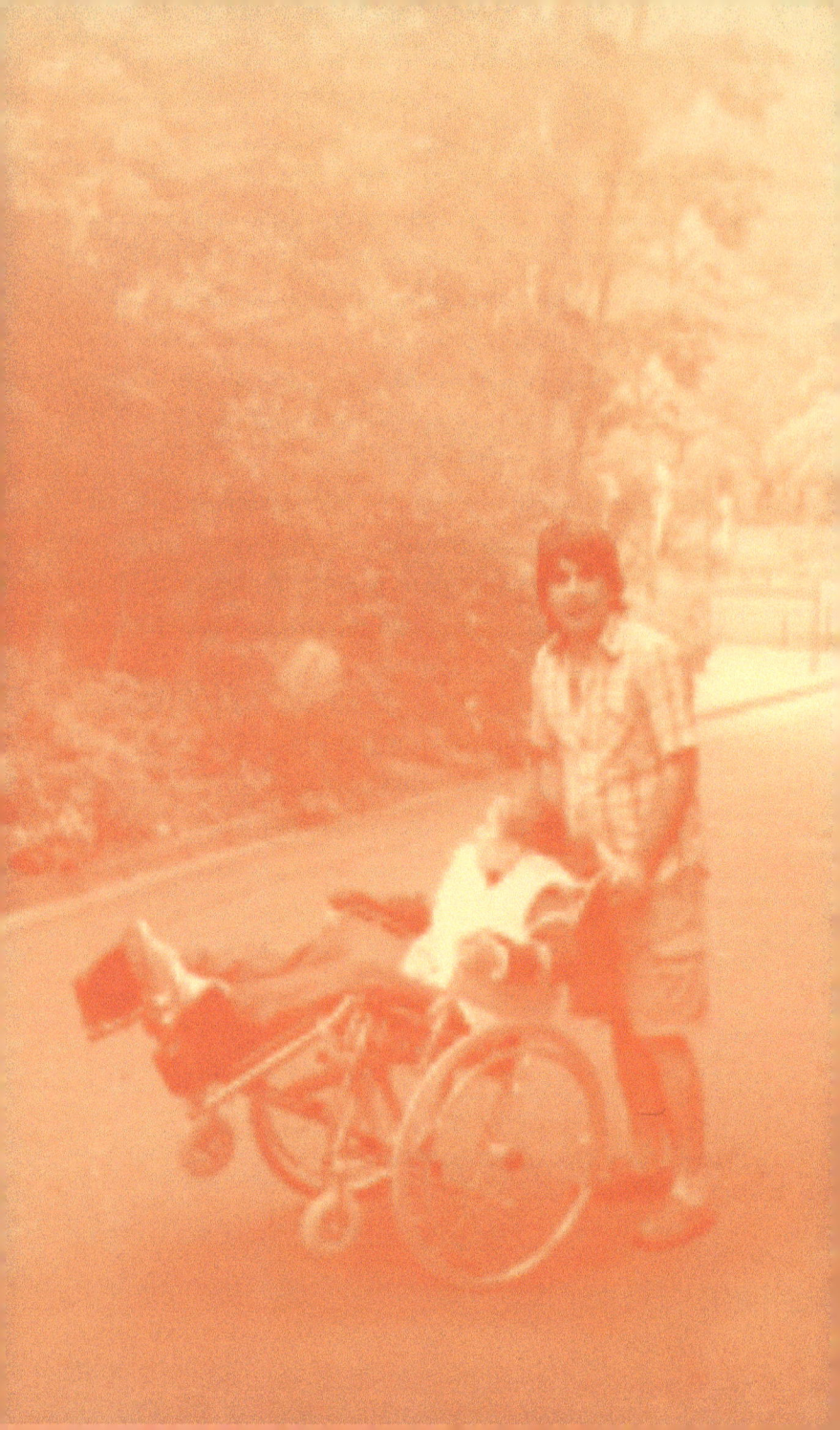

Volviendo a Montevideo

Retornamos a Uruguay para empezar nuevamente con quimioterapia por varios meses.

Julieta tuvo que afrontar nuevamente un duro tratamiento, con muchas complicaciones durante este largo periodo. Fue entonces cuando decidimos añadir al tratamiento de Julieta el apoyo de la medicina complementaria. Hicimos muchas cosas para complementar la salud de Julieta, entre otras, la medicina homeopática. Hubo una que nos insumió mucho esfuerzo económico, tiempo de viaje y consultas médicas en Cuba: el Escozul (un producto natural que está en investigación para el tratamiento del cáncer). Uno como padre recurre a todos los métodos posibles y decidimos que era muy importante para nosotros tratar a Julieta con este producto.

¡Debo recalcar y agradecer al servicio de salud de Cuba que nos abrió las puertas. El equipo asistencial se interesó por el caso clínico de Julieta y se nos proporcionó no sólo el producto sino todo el proceso libre de costos!

Julieta y su deseo de conocer Disney World

Mi hermana Elizabeth siempre estuvo apoyándome a pesar de estar en la distancia, ya que vive en otro país. Siempre estuvo presente, aportando de diferentes formas, pero hay una en especial que se nos quedó grabada en el corazón.

Elizabeth organizó una campaña en Make-a-Wish® que es una organización que se dedica a conceder deseos a niños que padecen enfermedades crónicas y/o terminales. Cuando comenzó las gestiones estábamos en pleno tratamiento en San Pablo, por lo que el deseo se realizó a través de la sede de Brasil. Julieta fue entrevistada en diferentes ocasiones por los representantes de la organización y en estas entrevistas le preguntan cuál era su deseo para ser evaluado posteriormente. Julieta plantea su deseo: le gustaría conocer y disfrutar de Walt Disney World y compartir con sus tíos y primos que viven en Florida USA y hace años que no ve. El sueño se hizo realidad y una vez culminado todo el proceso de tratamiento de quimioterapia en Uruguay, pudimos realizar el viaje en octubre de 2010. Junto con Julieta viajamos todos, su madre y sus hermanos. Fue un viaje mágico, inolvidable, vivido en familia. Julieta disfrutó a pleno de la experiencia.

La familia está más que infinitamente agradecida a esta hermosa organización Make-a-Wish® que tanto hace por los niños que sufren alrededor del mundo.

En ese entonces mi sobrino menor, Joaquín, tenía cuatro meses y la experiencia de compartir una semana con la familia de mi hermana y mis otros sobrinos fue muy especial para mí, para mis tres hijos, Lucia, Enzo y Julieta, y juntos pudimos disfrutar de todos esos hermosos momentos. Estuvimos una semana en *Give Kids The World Village*, en Orlando.

Una vivencia en concreto de ese viaje junto a mi hija Julieta, fue un día en los rápidos de uno de los parques de agua de Disney. Recuerdo con mucho disfrute la hermosa experiencia de conexión con mi hija en esa mañana. Ella siempre fue muy aventurera y se le ocurrió que deberíamos subir y andar por los rápidos. Es un largo sendero de agua que corre con cierta velocidad, una de las atracciones de los parques de agua de Disney. El tema fue que por algunos momentos ¡no hacíamos pie! y Julieta estaba cicatrizando la zona de traqueotomía. Las aguas estaban profundas y se movían a gran velocidad. Ella lo disfrutó muchísimo, pero yo por momentos estaba muy nervioso y preocupado, porque debía de mantenerla a flote, no soltarla por ningún concepto y tenerla por encima del agua en la zona de la traqueotomía. Realmente pasé momentos de mucho estrés, pero ella estaba disfrutando como nunca de esa experiencia y su felicidad y alegría me dieron la confianza y seguridad de continuar. Confieso que terminé la experiencia con varias erosiones en diferentes partes de mi cuerpo, ya que los bordes de la zona de los rápidos eran rugosos y ásperos, y debía en todo momento sujetar y mantener a Julieta a flote. Pero ¡vaya si valió la pena ver a Juli disfrutar y compartir con ella esta experiencia!

Reaparece el cáncer

Luego de un año de vivir intensamente entre momentos duros y difíciles del tratamiento y momentos de alegrías como el viaje a Disney, nuevamente reaparece el cáncer. Ya no hay adjetivo posible para describir mi sentimiento, el dolor y angustia fueron abrumadores, pero debíamos continuar.

Tuvimos que volver a Brasil, pero ya no teníamos más recursos económicos para enfrentar todos esos costos nuevamente. Los médicos Pedro, el cirujano maxilofacial, y Julio, el cirujano plástico, nos ayudaron en la gestión para que Julieta fuera ingresada en el Hospital Público Das Clínicas en San Pablo.

También vaya el agradecimiento al sistema sanitario público brasileño y al fantástico equipo asistencial del hospital.

Luego de la cirugía ya no había más posibilidad de quimioterapia y se planteó la posibilidad de realizar un tratamiento de radioterapia muy específico en la zona afectada y hacerlo en el Hospital Sirio Libanés. Tuvimos el apoyo económico para hacer frente a este costo gracias a la Fundación Peluffo Giguens de Uruguay.

Estamos muy agradecidos a la Fundación Peluffo Giguens y a su equipo técnico que siempre apoyó a Julieta.

Una de las vivencias de esta etapa fue compartir con Lula, el ex presidente de Brasil, en la sala de espera de radioterapia en el Hospital Sirio-Libanés de San Pablo. Lula charló y compartió un rato con Julieta. Ella estaba fascinada de conocer al que hacía muy poco había sido el presidente de Brasil.

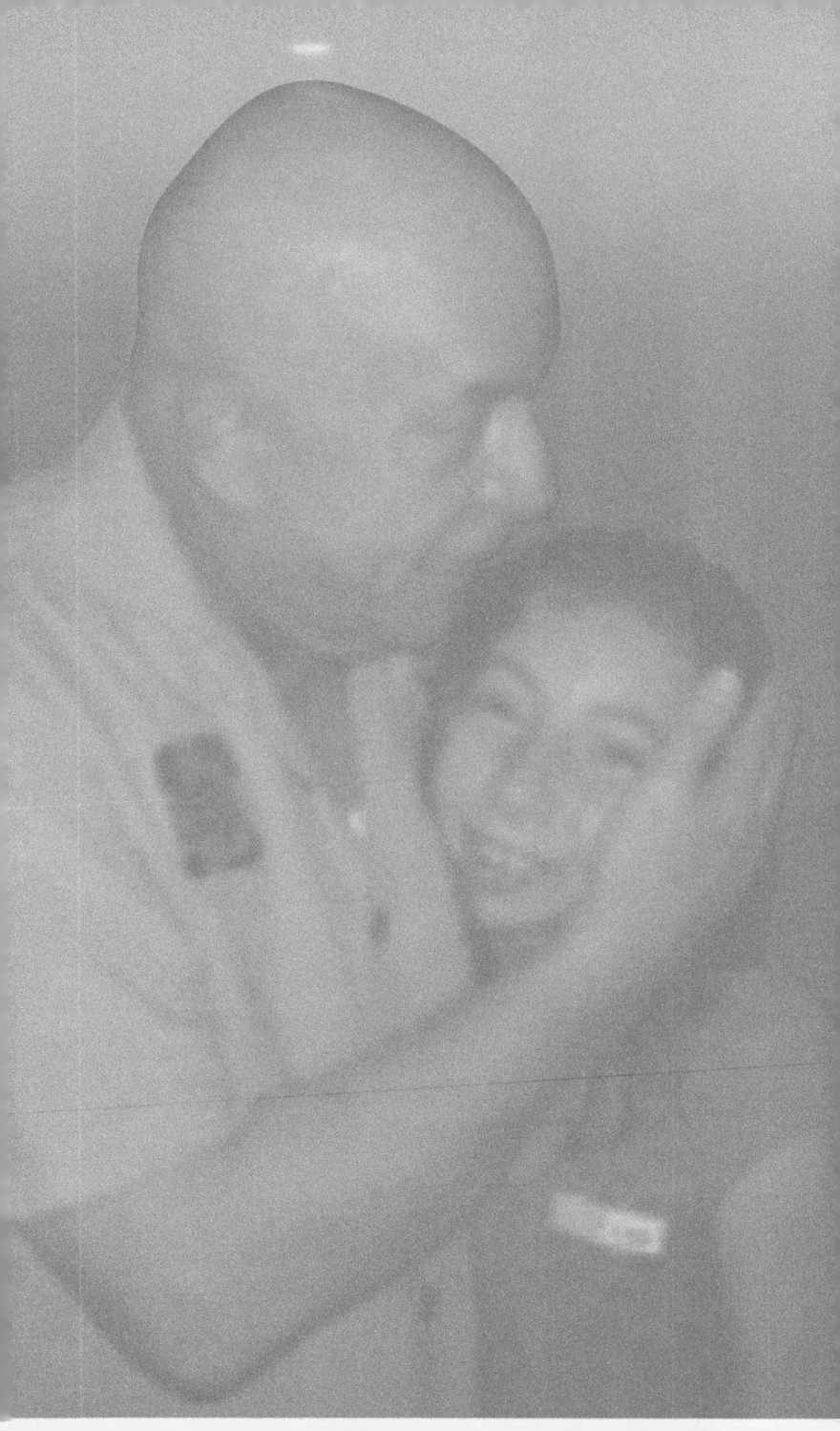

"El Cuidado efectivo promueve sanación, salud, crecimiento individual/familiar y un sentido de totalidad, perdón, conciencia evolucionada y paz interior que trasciende las crisis y el miedo de las enfermedades, diagnósticos, dolencias, traumas, cambios de la vida, etc".
(Watson, 2008, pág.17)

"En la Ciencia del Cuidado, podemos apreciar, honrar y enfrentar la realidad de que la vida se nos ha dado como un regalo; somos invitados a afirmar y profundizar nuestra humanidad y la de otros, como punto de partida ético y moral para el cuidado-sanación profesional".
(Watson, 2008, pág.09)

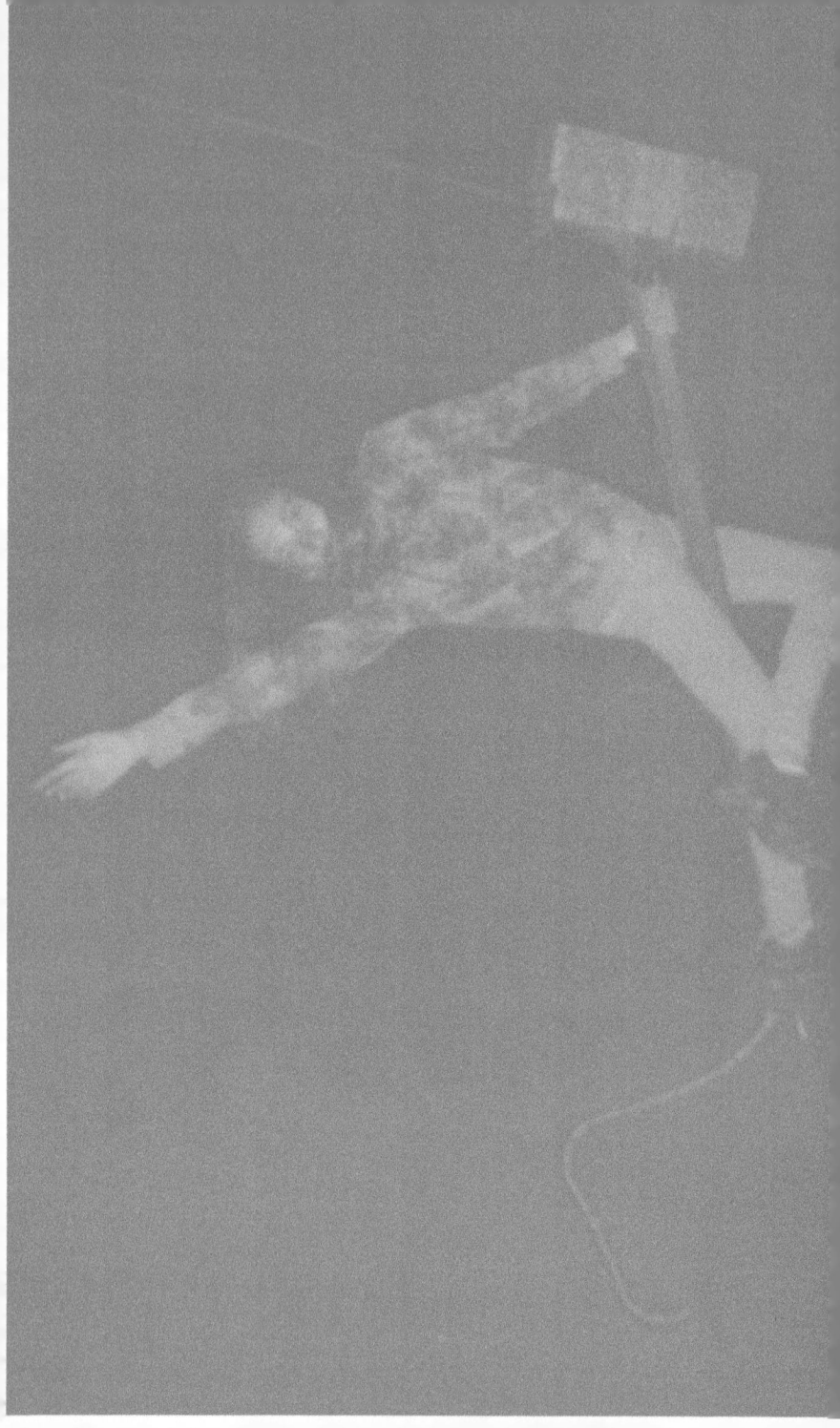

Capítulo II

Momentos de incertidumbre

Luego de finalizada la radioterapia en San Pablo, retornamos a Montevideo, eran momentos muy difíciles y de gran incertidumbre acerca del futuro de la salud de Julieta, teníamos las esperanzas de que quizás esto funcionara y que ella tuviera una oportunidad de mejora. Ya a estas alturas Juli estaba entrando en la pubertad y sus anhelos y aspiraciones estaban enfocados en tener una vida normal como la de todo adolescente, compartir con sus amigas salidas y diferentes actividades de su edad, retomar sus estudios y comenzar la secundaria.

Una de las situaciones que realmente me estresaban y me provocaban gran ansiedad y angustia era cuando realizábamos las tomografías, eran los momentos donde nos enfrentábamos a la cruda realidad, ¿estaría todo bien o volveríamos a comenzar? ... Desde la primera vez, cuando todo empezó, cuando ella tenía 6 añitos, fue la primera tomografía la que visualizó la compleja situación que deberíamos afrontar, obviamente fue la biopsia la que le dio nombre al tumor y confirmó la gravedad de la enfermedad. Fueron decenas de tomografías y radiografías, muchas resonancias magnéticas, centellogramas óseos (un procedimiento para identificar áreas anormales o lesiones en los huesos) y un par de PET Scan (Tomografía por Emisión de Positrones).

Debo de reconocer que era una de las situaciones que realmente me angustiaban, son momentos que no me hubiera gustado vivir, pero debía de estar y estar bien para trasmitir tranquilidad y confianza a Julieta, ella se sentía realmente protegida a mi lado. Pero no solo eso, ella se sentía tan segura que no se dejaba puncionar si no era por mí. La gran mayoría de las vías venosas que tuvo fueron colocadas por mí, lo que daba un componente más de estrés a la situación porque debía de realizar la punción sin fallarle a mi hija.

Reconozco que, como profesional, esto no era lo más adecuado, pero era realmente humano porque siempre estuvo presente el momento transpersonal con Julieta, esos momentos fueron de una profunda conexión espiritual que ambos tuvimos, que le daban tranquilidad y confianza a Julieta y, para mí, era un momento de bondad amorosa, de ver a mi hija en situaciones difíciles con confianza y optimismo, a través de esa hermosa conexión padre-hija y el arte sagrado de cuidar…

"El arte sagrado de cuidar es un acto de amor, un trabajo mucho más profundo unido a toda la vida". (Watson, 2005, pág. 64)

Es difícil de explicar, es metafísico y subjetivo. El arte sagrado se centra en la experiencia y la ética, la intuición y la intención. Sentir y compartir el cuidado de la bondad amorosa con los demás y la bondad hacia uno mismo, fortaleciendo las relaciones transpersonales.

La ciencia del cuidado de Watson, comparte la creencia de que antes de que podamos cuidar por completo a otra persona, debemos tener una relación amorosa, amable y compasiva con nosotros mismos.

Unos meses después de nuestra llegada a Montevideo, cuando todo parecía marchar bien e íbamos retomando lentamente una vida normal, empezamos a notar una pequeña deformación en su rostro, "algo estaba mal".

Luego de algunos estudios se comprueba que nuevamente había reaparecido la enfermedad.

Ya era imposible la situación, el cáncer se hacía presente cada vez más cercano en el tiempo y más agresivo, ya sabíamos que no había más posibilidades de tratamiento. Es indescriptible plasmar los sentimientos vividos de esos momentos, fue devastador, de gran impotencia, enojo y gran tristeza. Ésta era la tercera recidiva y la cuarta vez que aparecía el cáncer.

Momentos de decisión

Tuvimos muchas charlas difíciles con los equipos médicos.

Si retomábamos los tratamientos oncológicos sería solo para paliar la situación, porque ya sabíamos que no había ninguna posibilidad de cura, y, sabiendo el poco tiempo que le quedaba, tendría que pasarlo en un hospital, y muy probablemente aislada por lo agresivo del tratamiento y por su estado general de salud.

La otra opción era comenzar con cuidados paliativos. No fue nada fácil tomar la decisión, uno, como padre, siempre quiere lo mejor para sus hijos, y en estos momentos había que pensar, qué era lo mejor para ella y qué la podía hacer sentir más feliz.

Sabíamos que a Julieta le encantaba estar con su familia, sus amigos, sus mascotas, sus juguetes, tener la posibilidad de disfrutar de la libertad de ir a un parque, a una playa o un paseo a la rambla. Así que la decisión fue comenzar con los cuidados paliativos en domicilio; vivió durante más de 1 año sin tratamientos agresivos, solamente en el control del dolor.

Me pareció muy oportuno transcribir el módulo 3 de CCEP (curso de coach de Caritas) donde se me pide realizar una reflexión sobre mi experiencia personal sobre cómo el amor y el corazón consiente afectaron el cuidado y la curación mía y de otros, centrado en el corazón ontológico y en las tareas evolutivas humanas del perdón, la gratitud, la rendición y el servicio humano compasivo. Desarrollé lo siguiente:

> "Se trata de una profunda y amorosa relación entre padre e hija generada a través del dolor y la compasión al transitar por la enfermedad de mi hija menor, Julieta, que vivió la mitad de su vida luchando contra el cáncer. Una infinidad de cirugías, radioterapias y quimioterapias fueron parte de su vida. En su tercera recidiva, y luego de una lucha feroz contra el cáncer, entendimos que era necesario dejar de pelear y rendirse y aceptar otros desafíos, en este caso eran los cuidados paliativos, cuyo desenlace ya saben todos…"

Fue muy oportuno poder rendirse y comenzar a transitar el mejor año de Julieta sin cirugías y procedimientos invasivos. Compartimos momentos inolvidables y felices en familia y con especial relacionamiento con sus hermanos, pudiendo disfrutar de la naturaleza y de las diferentes cosas que la hacían feliz, como sus mascotas, sus amigos y su hogar. Ya no hubo más internación y el dolor estaba controlado. Realmente Julieta fue libre ese último año, viviendo intensamente cada momento de su corta vida. Qué decirles, fue muy difícil tomar esa decisión de dejar de pelear y rendirse, pero ahora, en la distancia, veo que fue la mejor decisión. Es imposible creer que uno puede manejar una situación como ésta y uno finalmente se da cuenta que no tiene el control.

Esta gran crisis de mi vida me transformó de tal forma que hoy estoy compartiendo con todos ustedes este hermoso camino de ser un humano bondadoso y amoroso, transitando mi propio cuidado y brindando cuidados de la misma forma a otros.

Con relación a las tareas centradas en el corazón ontológico, la Dra. Watson dice que es necesario darle un significado nuevo y más profundo al concepto profesional de autodisciplina para el crecimiento espiritual propio de la conciencia.

Con respecto a las tareas evolutivas humanas de la rendición y el perdón, yo me rendí ante el gran énfasis puesto en mi historia con mi hija, ante un enfoque de vida condicionado y centrado en la cabeza y controlado por el ego. "Esta es una de las lecciones más difíciles para la autosanación y el rediseño de las formas de Ser". (Watson, 2005, pág. 118)

En lo que se refiere al perdón, "si uno tiene que sanar verdaderamente, uno tiene que aprender a perdonar" (Watson, 2005, pág. 115), en mi caso tuve que aprender a perdonarme y a no creerme omnipotente.

"La gratitud, es una práctica personal que parece contribuir a reestructurar nuestra conciencia y contribuir a nuestra evolución hacia una conciencia superior porque la sanación es gratitud por la vida y todas sus bendiciones en medio del dolor, la desesperación, la agitación, el cambio y lo desconocido". (Watson, 2005, pág. 117)

Cuidados paliativos

Comenzamos a transitar el periodo de los cuidados paliativos con un hermoso equipo del Hospital Pediátrico de Uruguay, encabezado por la Dra. Mercedes Bernada. *Este equipo fue tan importante para nosotros, por la contención y los cuidados que nos brindaron, especialmente a Julieta pero también a toda la familia.*

Cuidados Paliativos

Uno siempre tiende a pensar que los cuidados paliativos son la preparación para el final de la vida, pero debemos entender que los cuidados paliativos son el comienzo de una nueva etapa en donde se le brinda a la persona que necesita de esos cuidados y a su familia, los elementos y cuidados médicos, cuidados de enfermería, cuidados psicológicos y sociales, cuidados holísticos y espirituales, que permiten hacer frente a este nuevo camino con dignidad y disfrute de la bondad amorosa.

Julieta fue la primera niña en recibir cuidados paliativos a domicilio. Esta situación es muy especial porque los cuidados paliativos en niños en Uruguay solo se hacían dentro del hospital. Pero el hospital pediátrico era mi lugar de trabajo por más de 20 años. Hablé con el equipo médico y mis colegas sobre esta situación y les pedí que permitieran a Julieta estar en su casa. Me dieron todo su apoyo y el equipo de Cuidados Paliativos del Hospital Pediátrico aceptó ayudarnos y cuidarla en el hogar, con el apoyo del equipo de cuidados paliativos del Hospital Maciel, ya que ellos sí contaban con equipo domiciliario, pero solo para adultos. Creamos así, entre todos, un equipo espontaneo que contribuyó al cuidado de Julieta en su casa.

Cómo agradecer infinitamente a todas estas personas que hicieron que Julieta tuviera cuidados de calidad y verdaderamente humanos en la última parte de su vida. Ella nunca volvió a quedarse en el hospital. Institucionalmente también comenzó una nueva etapa en este ámbito, todo gracias a Julieta.

Una de las actividades que fue muy importante para mi propio autocuidado en este difícil momento de mi vida fueron las caminatas. Dedicaba una pequeña parte del día para hacerlas, pero me exigía a cumplir por lo menos de 30 minutos a una hora de caminata. Es muy importante dedicar un espacio, aunque sea pequeño, para el cuidado del cuidador, y las caminatas me brindaron tiempo de reflexión, de realizar un alto en esos angustiosos momentos y fortalecer el espíritu para continuar. Me ayudaban a ejercitar lo físico y a oxigenar lo psicológico. En mi caso fueron y son las caminatas, pero cada persona puede encontrar la actividad que más lo centre, lo energice y lo conecte con su esencia.

Durante ese periodo, que fue alrededor de un año y medio, Julieta tuvo la posibilidad de liberarse de los difíciles y dolorosos tratamientos, pudiendo vivir intensamente las cosas que más amaba, como las diversas actividades y lugares al aire libre y en contacto con la naturaleza que tanto le gustaban y compartir tiempo con su familia, amigos, sus perros, sus gatas que tanto tiempo y amor les brindaron.

Debo de reconocer que fueron tiempos difíciles. En lo físico el cáncer crecía, pero nunca sufrió dolor, estaba muy bien controlada por el equipo de cuidados paliativos y la medicación le permitía realizar todas las actividades que ella quería. En lo estético, al comienzo fue muy difícil, especialmente para una niña que estaba entrando en su pubertad, pero su fortaleza, su espíritu y resiliencia no le hacían bajar los brazos y ella continuaba y continuaba… Para cubrir la zona donde estaba el tumor, ella optó por usar diferentes pañuelos que le tapaban la parte afectada y, sin temor alguno, ella salía. Su vida social era muy activa y nada le impedía concurrir a diferentes lugares, llenos de gente, como shopping, grandes tiendas comerciales, parques, cine, teatro, etc.

Julieta fue y es una gran maestra espiritual, que nos regaló el significado y el entendimiento que ante la peor adversidad uno debe continuar, afrontar y transformar esa experiencia en la mejor opción para disfrutar intensamente cada minuto de vida.

Muchas fueron las actividades que realizamos en este tiempo: subimos cerros, disfrutamos de diferentes playas, realizamos diversos viajes en coche alrededor del país y del exterior, recorrimos parques, zoológicos, ciudades y pueblos. Pero me

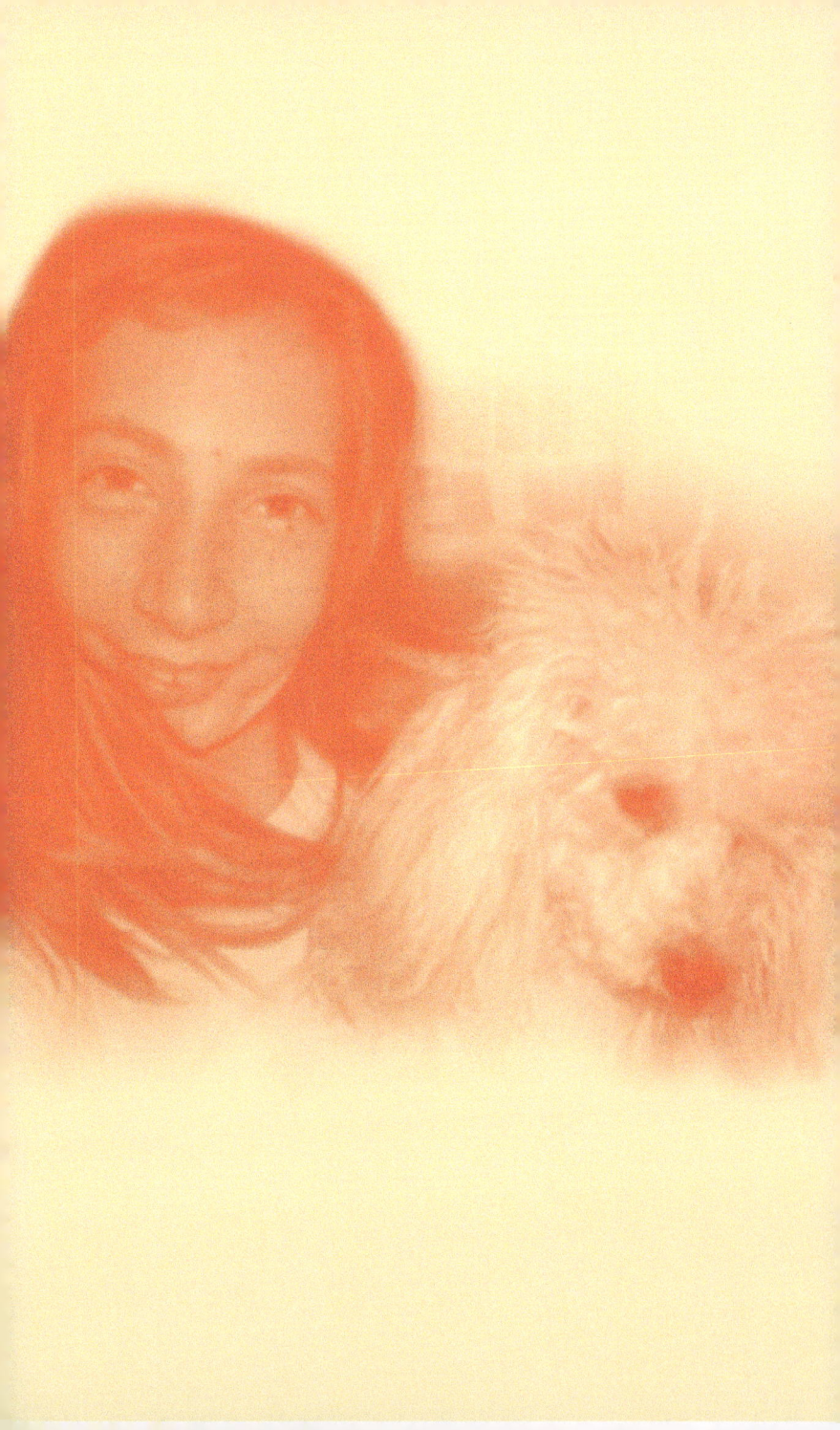

gustaría compartir uno de esos paseos, el de un fin de semana que pasamos en un balneario de la Costa de Oro en Uruguay. Fue una de las últimas salidas de Juli, ya empezaba a estar más deteriorada físicamente y el cáncer hacía sentir su presencia demoledora, pero Juli mantenía su gran energía espiritual que mitigaba estos difíciles momentos, eso sí, necesitaba más descansó para recuperar energías físicas.

Era invierno, hacía frío, pero era una hermosa noche, colmada de estrellas, estábamos frente al mar y eso nos daba la posibilidad de ver un cielo bien iluminado y con la presencia de una gran luna llena. Compartimos un asado en familia, jugamos diferentes juegos de caja y cartas y luego decidimos contemplar ese hermoso cielo. Pero lo hicimos con Julieta y Lucia. Fue un momento muy especial, estaba compartiendo con mis dos hijas esa magnificencia estelar. Charlamos largo rato sobre las diferentes constelaciones, sus formas y sus nombres, contemplamos la hermosura de una gran luna, un cielo totalmente despejado, acompañado por el sonido del mar. Fue una vivencia espectacular que me llena el corazón de felicidad y me enorgullece de poder haberla vivido y compartido con ellas. Cuando estábamos charlando de las constelaciones, nos detuvimos en la constelación de Orión (las tres Marías). Ahí compartimos un momento tan espiritual, tan en comunión, que contemplando esas estrellas nos dijimos que cuando alguno faltara nos encontraríamos en la estrella del medio de esa constelación.

¡Guau! lo recuerdo y lo
escribo con lágrimas
en los ojos y con piel
de gallina, por la
energía que recorre
mi cuerpo. Fue un
momento inolvidable
y transmutador. Desde
entonces, cada vez que
veo el cielo estrellado, me
conecto inmediatamente
con mi hija y su
amor inagotable.

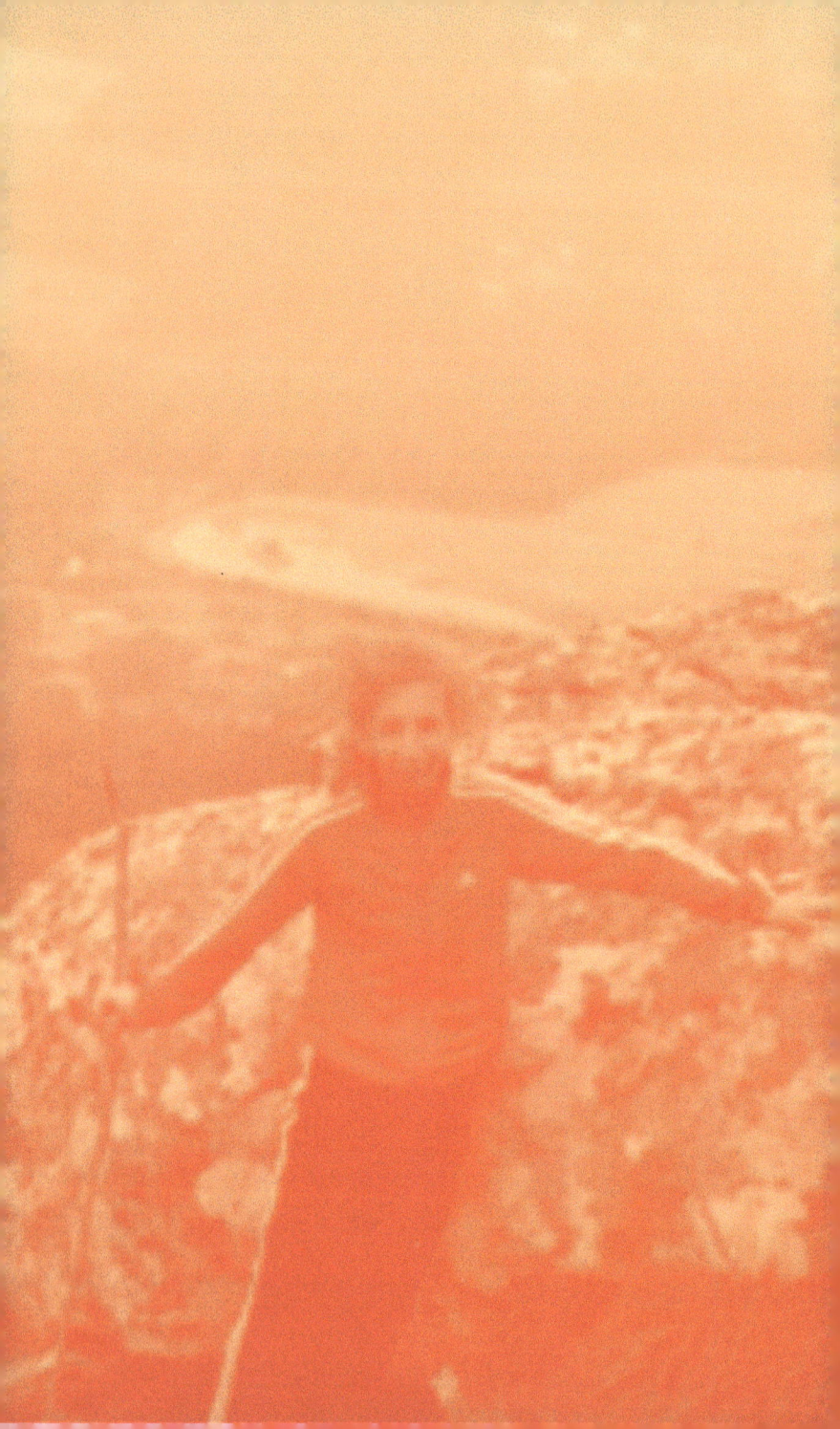

Un aspecto importante en este periodo para mí, que me causó tristeza y enojo, fue el manejo de la situación que estábamos viviendo con Julieta por parte de mis padres. No tuve la contención y el apoyo que hubiera esperado de mis padres, ellos no supieron cómo abordar el tema, era tan dolorosa la situación que los paralizó y no tenían las herramientas para afrontarlo. Fue muy difícil para mí ya que ellos no sabían cómo apoyarme, simplemente el hecho de estar, aunque fuera en silencio, hubiera sido muy importante para mí. Pero perdoné y me perdoné, y eso es muy importante y sanador para seguir avanzando en esta vida.

En el mes de Julio pudimos organizar y festejar su último cumpleaños, el decimotercero. Se realizó una gran fiesta con amigos y familiares en su casa, donde tuvo la posibilidad de disfrutar en vivo, organizado especialmente para ella, del conjunto de música tropical que a ella tanto gustaba. Ella la pasó muy bien, pero ya estábamos en un punto de la enfermedad muy avanzado y el deterioro general era notorio. Todos queríamos demostrar la felicidad del festejo pero se podía percibir un sentir agridulce generalizado.

Julieta disfrutó intensamente sus últimos días de vida. Era muy importante para ella el contacto con la naturaleza, y en esos últimos días, salir de paseo en el auto era un aliciente para ella que la reconfortaba psicológicamente y energizaba espiritualmente.

Varias fueron las terapias alternativas que tuvo Juli, pero hubo una en especial que le ayudó a transitar el momento de la muerte: la hipnosis. Una pediatra especializada en el tema del hospital pediátrico, con la coordinación del equipo de cuidados paliativos, llevó adelante la tarea.

Se realizaron varias sesiones en el hogar, pero hubo una en especial en la que se trabajó para que Julieta se transportara a un lugar personal muy especial y hermoso para ella, donde se pudiera sentir cómoda, confortable y en paz en momentos de dolor, angustia o estrés. Yo participaba en las diferentes sesiones y disponía de las herramientas y la técnica para inducir a Juli a ese trance para que pudiera llegar a su lugar personal especial en los momentos difíciles y siempre que fuera necesario aliviar un malestar físico o psicológico.

El día de su muerte

El día de su muerte
Estábamos a mitad de octubre del 2013 y el estado general de Juli estaba muy deteriorado, sabíamos que su partida era cuestión de horas.

Por momentos, los sentimientos de dolor y angustia de uno mismo y de la familia eran ingobernables, nos apoyábamos mutuamente para paliar el momento y poder continuar.

Llego el día de su muerte. Era un día de primavera con un sol radiante, así empezó la jornada. Julieta estaba serena y en paz, sin dolor gracias a la medicación. Podíamos percibir que el desenlace era evidente. Convocamos a toda la familia, la ampliada, la de la madre y la mía, se acercaron amigos y vecinos, que nos acompañaron en esta tan difícil despedida.

En la tardecita del 19 de octubre de 2013 Julieta muere rodeada de su familia y yo sosteniéndole una mano y su madre la otra, sus hermanos en la cama junto a ella. En esta conjunción de amor con sus padres y sus hermanos Julieta inspira su último aliento. Con mucha paz y serenidad ella parte, dejándonos las enseñanzas de la importancia de vivir intensamente la vida con amor y bondad. Imposible describir este momento con palabras. Los sentimientos vividos en esos instantes fueron tan intensos y dolorosos, pero por sobre todo, un sentimiento de amor puro en el corazón que llena el vacío de su partida.

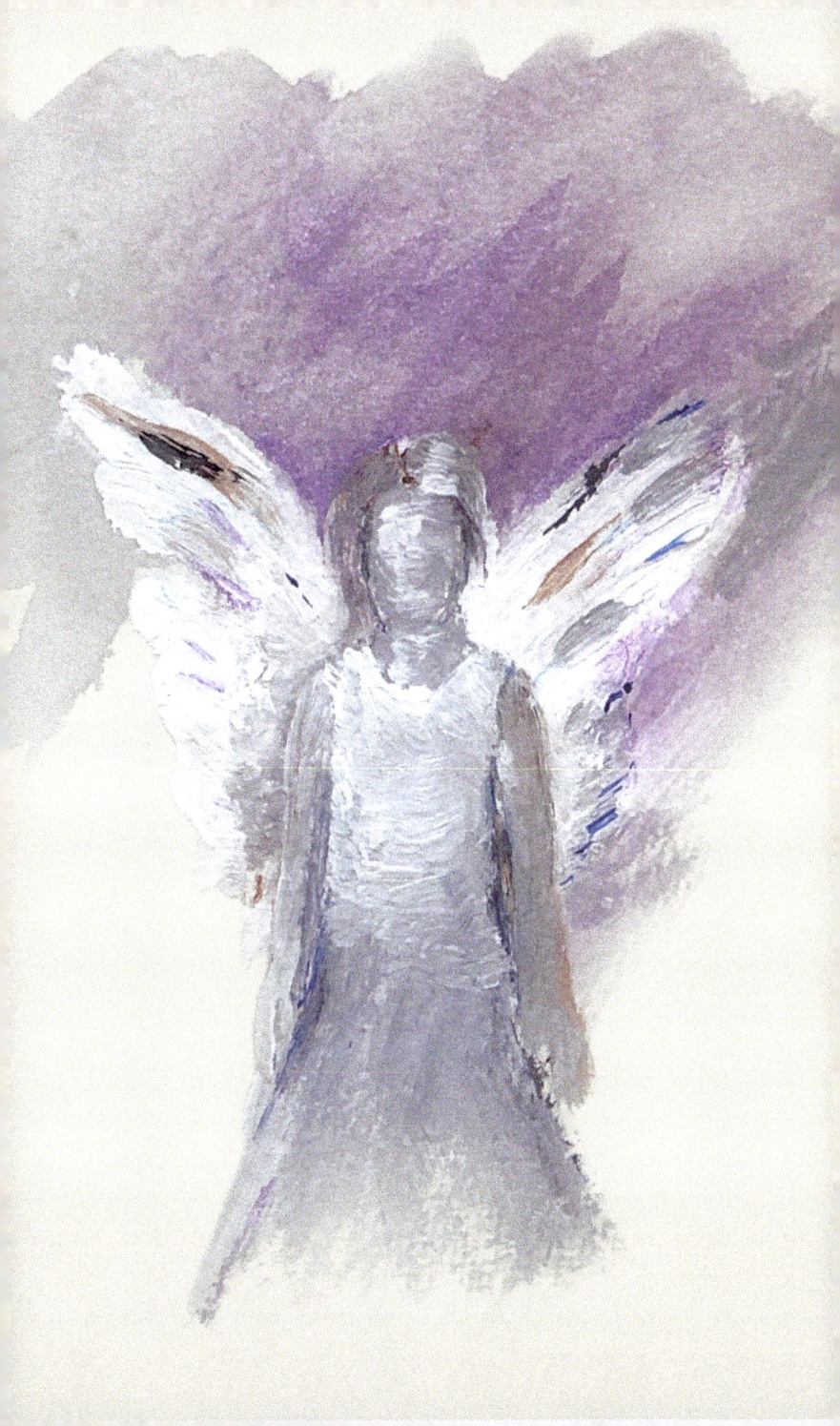

"Como dicen los sabios, sin honrar la muerte, no estamos completamente vivos. De hecho, en el sentido cósmico, estamos muriendo en cada momento, en el sentido que con cada aliento experimentamos el milagro de la vida y la naturaleza preciada pero delicada de cómo somos sostenidos en las manos de aquello que es más grande que nosotros.

Y en un nivel más profundo metafísico o metafórico, o dentro de la cosmología de los Nativos Americanos o en cualquier sistema de creencias indígenas, la muerte no es el fin, es una continuación de la rueda sagrada de la vida. Y como dice la expresión: ¿Quién somos para decir que la vida no es la muerte, y la muerte no es la vida?". (Watson, 2005, pág. 138)

Capítulo III

Periodo de negación

Tuve dos años de negación, indiferencia y de gran esfuerzo para avanzar de manera robótica, enfocándome solo en el trabajo, el estudio y el apoyo financiero a otros sin honrar mi gran pérdida, mi pena y mi necesidad de autocuidado y sanación.

Después de la muerte de Julieta, la mayor parte de mi tiempo lo dedicaba a trabajar y estudiar. Quería ocupar el vacío de la perdida, llenarlo de diferentes actividades.

Comencé mi doble maestría en Dirección Estratégica con especialización en Organización de Salud y concursé en mis trabajos para tener más responsabilidades: en el Hospital Pediátrico del Centro Hospitalario Pererira Rossell como jefe de enfermería pediátrica y especialidades, y en la Universidad Católica del Uruguay como director de departamento.

En esta época era también muy importante para mí ser el soporte y estar presente para mis otros hijos Lucia y Enzo. Nos juntábamos varias veces a la semana, especialmente los fines de semana, para compartir una cena, un asado, una charla o realizar salidas, jornadas, actividades recreativas o paseos en contacto con la naturaleza. Fueron momentos muy especiales de unión y cercanía en épocas difíciles, a veces lo hacía con ambos juntos, pero otras por separado, a veces con Enzo, a veces con Lucia, todas tuvieron su importancia para apoyarlos y brindarles contención.

Pero poco hacía por mí.

Ayudaba a enfrentar el dolor de mis hijos, pero no enfrentaba el mío… En ese entonces quise evadir mi duelo.

Y eso es imposible.

Mi propio cuidado también quedó de lado, pero lo que sí seguía manteniendo eran las caminatas, quizás era una de las pocas cosas que hacía para mi propio cuidado en esos momentos. Las caminatas me daban la oportunidad de ejercitarme y tener un tiempo dedicado pura y exclusivamente a escucharme, reflexionar, recordar, liberar tensiones, pensar, soñar.

En los primeros meses del año 2015, comencé a enfrentar mi dolor.

Concurrí por varios meses a una consulta psicológica con una profesional muy idónea en Montevideo que me ayudó, me apoyó y me hizo confrontar mi duelo y mi dolor.

En este periodo empecé a comprender que debía hacer cosas para mí y dedicar tiempo a mi propio cuidado.

"Por principio, tenemos que aprender cómo brindar cuidado, amor, perdón, compasión y misericordia a nosotros mismos antes de que podamos ofrecer un cuidado y amor auténticos a otros".

(Watson, 2008, pág. 41)

Viaje a Paraguay

En agosto de ese año me invitaron a participar en un congreso de Enfermería en Paraguay y acepté, pero pensé y sentí que era muy importante para mí hacerlo en solitario como parte de este periodo en el que empezaba a dedicarme a mi autocuidado. Sentí una fuerza interior, una energía que me motivaba, y que me decía que, por alguna razón, este viaje iba a ser muy importante, para mí.

Había un gran vacío y un gran dolor dentro de mí, no sabía cómo llenarlo, pero también sentía una fuerza inexplicable que no podía controlar, que me motivaba, que me empujaba a continuar, como si fuera imperioso realizar un gran cambio en mi vida.

Comencé a planificar el viaje poniendo especial atención en dedicarme tiempo.

Podría haber tomado un avión y en menos de dos horas haber estado en Asunción, pero no, decidí realizar el viaje en auto que para mí, es una proyección de mi cuerpo y de mi espíritu; me siento muy cómodo manejando y fue la conexión perfecta con Julieta, con el dolor y el amor profundo. Además podía dedicar tiempo para ensimismarme haciendo ruta, disfrutando del paisaje y de la naturaleza. Así que conduje en mi automóvil en un largo viaje desde Montevideo en Uruguay a Asunción en Paraguay, fueron alrededor de 3000 kilómetros de ida y vuelta, acompañado únicamente de mi mate (bebida típica Uruguaya, infusión similar a té) y de un perrito de peluche que Julieta me había regalado y que nos acompañó en muchos viajes; me recordaba lo vivido, los hermosos momentos, llenos de amor y cariño.

Comencé mi viaje desde Montevideo a Young en Uruguay y luego crucé a Argentina por el puente internacional. Me recorrí parte del norte argentino hasta llegar a Asunción. El retorno lo haría a través del sur paraguayo, hasta llegar a la cuidad de Encarnación, para pasar a Argentina por Posadas y seguir mi viaje hasta Uruguayana en Brasil y luego entrar a Uruguay desde Brasil por Rivera, hasta finalmente llegar a Montevideo.

Así lo planifiqué, transitando por rutas de cuatro países, con paisajes y entornos muy diferentes. Necesitaba un espacio propio, privado, realmente en conexión conmigo mismo, con mi esencia, con mi interior, con mi espíritu.

Fueron momentos muy especiales con muchísimas horas de viaje que se prestaban para la reflexión. Fue tan importante, revelador e intenso el viaje que quedaron grabados en mi retina y mi corazón los diferentes momentos y partes del trayecto. También hubo momentos difíciles y dolorosos, pero sobre todo fue muy sanador para mí, lloré, reí, canté, grité, pataleé, perdoné y me perdoné. Por momentos estaba triste, por momentos alegre. Me escuché mi propia voz por primera vez en mucho tiempo, fue increíble, mi propia voz desde lo más profundo de mi ser, mi espíritu que me hablaba, fue impresionante. Pude sentir mi tristeza, mi enojo, mi rabia, mi culpa.

Después de vivenciar todas esas diferentes emociones sentí una gran paz interior que me llenaba por completo y una calma inexplicable; pude abrir mi corazón y sentir una conexión muy fuerte con mi espíritu.

El dolor de la muerte de un hijo o una hija nunca desaparece, siempre está presente, pero se puede aprender a vivir con él.

Este momento supuso un antes y un después en mi vida.

Luego de realizar este viaje, comencé a transitar mi duelo de una forma diferente; se produjo un cambio que me hizo expandir mi conciencia hacia una conexión con mi interior, con mi esencia y con el universo.

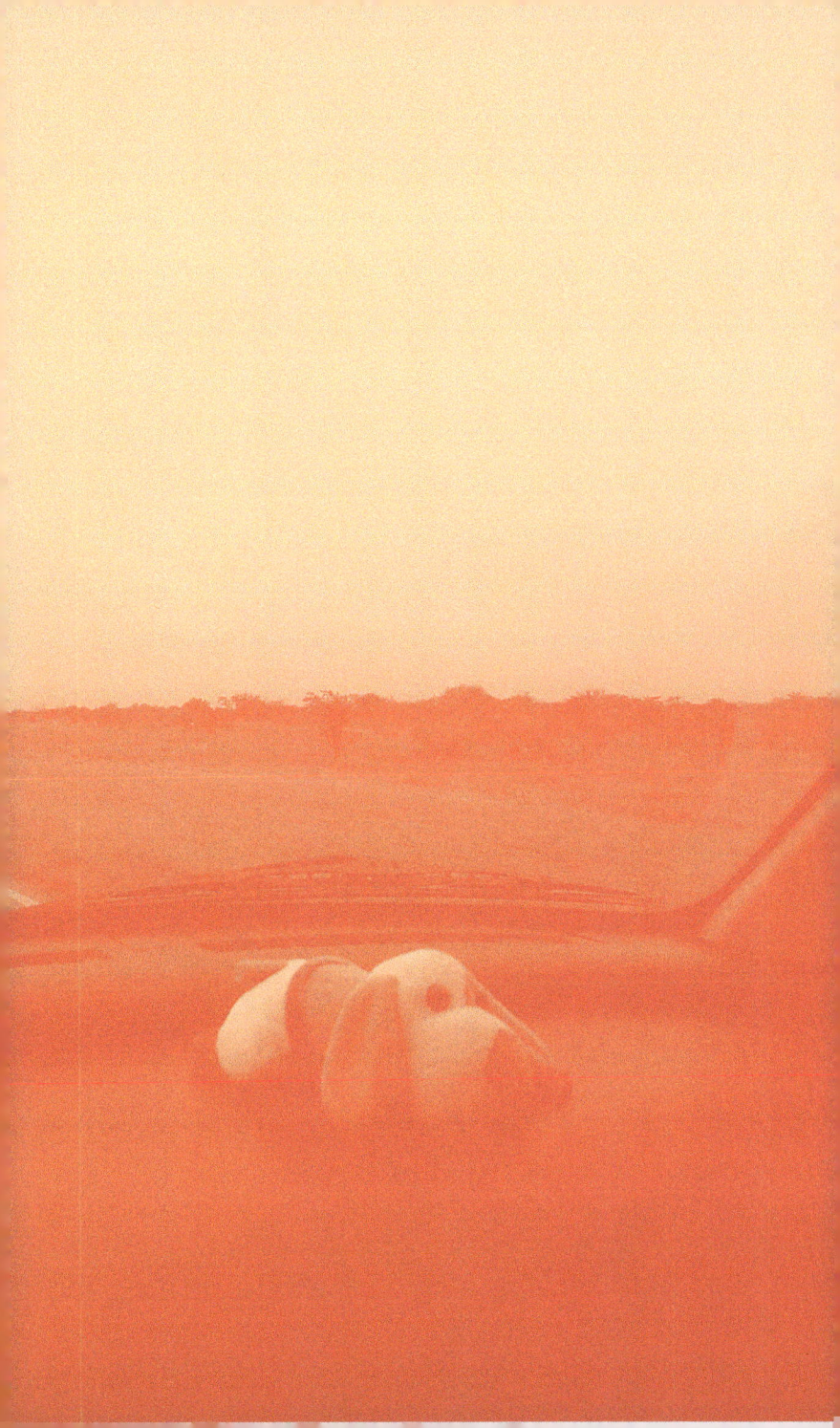

"A medida que uno continúa cultivando una práctica contemplativa y meditativa, uno se conecta cada vez más con la dimensión transpersonal de la vida".
(Watson, 1999, pág. 174)

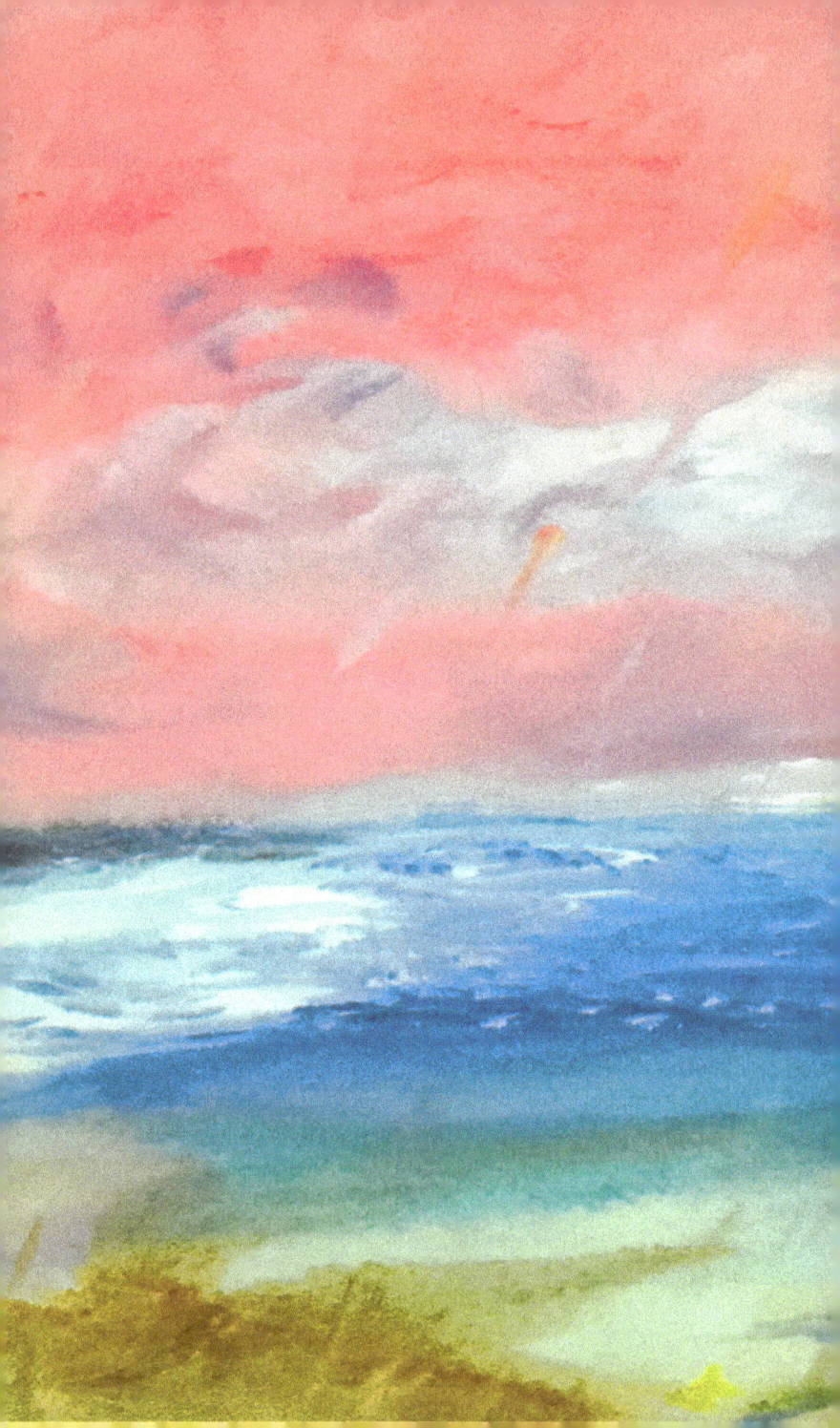

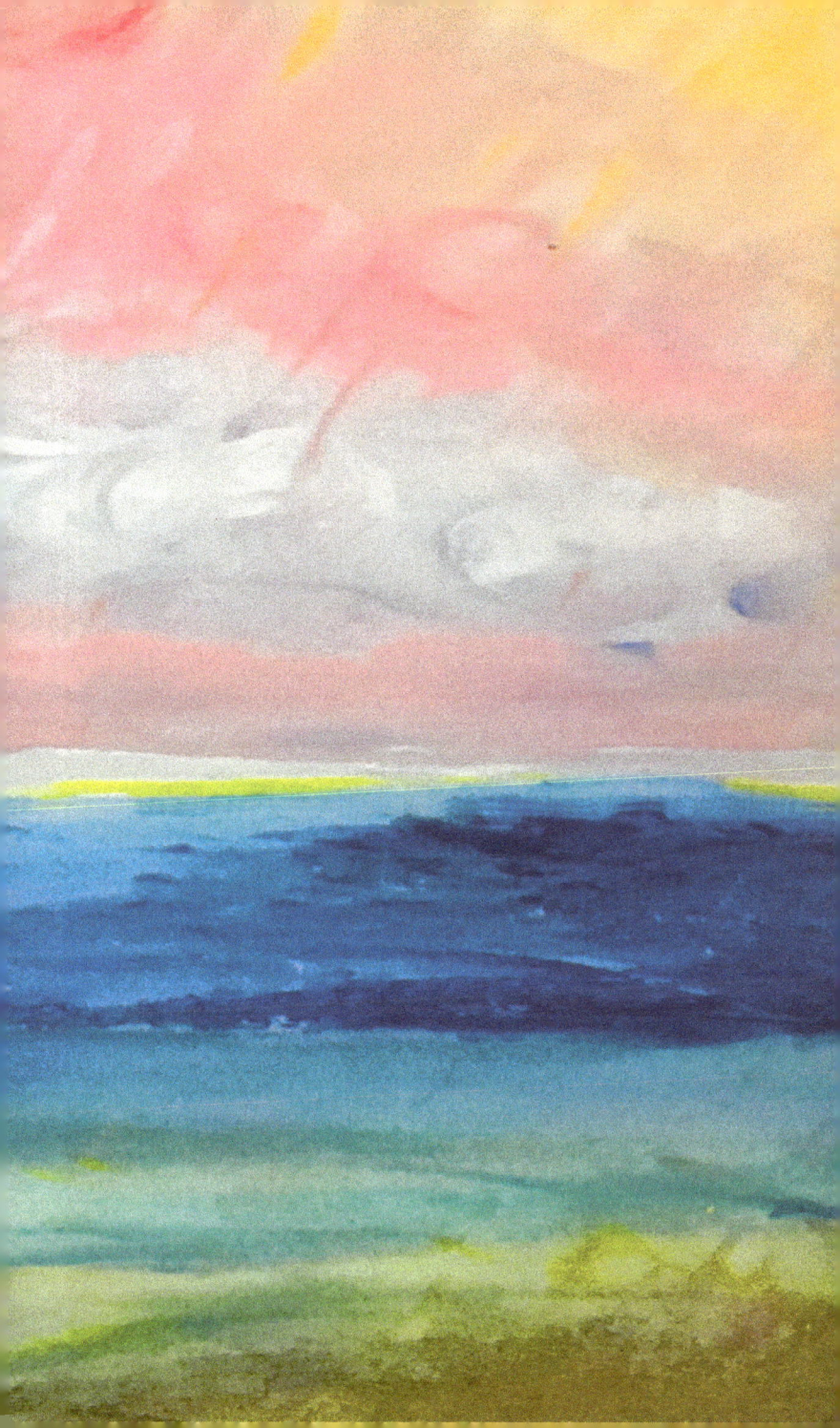

El perdón

Aprendí mucho sobre el perdón en mi viaje a Paraguay. Después de vivir todas esas diferentes sensaciones de dolor, angustia, rabia, enojo, pude sentir una gran paz interior y una calma inexplicable. Sentí con mucha fuerza que debía de perdonarme y perdonar.

Y así comenzó mi gran camino de profundización en mi búsqueda espiritual. Sintiendo un gran llamado a compartir mis vivencias con otras personas que están en estos momentos pasando por circunstancias parecidas a las que me tocó vivir. Comprendí que si uno quiere sanar verdaderamente, tiene que aprender a perdonar.

Creo que el perdón fue una lección muy difícil y, aunque todavía tengo mucho que aprender, empezar a perdonarme y a perdonar transformó mi vida. Sentí y siento una ligereza en la carga de la mochila de la vida y una paz abrazadora, que me libera.

El perdón es sanador si uno decide sanarse transitando el arte espiritual de perdonar y perdonarse. Soy un gran admirador del hoponopono o ho'oponopono, que es una filosofía Hawaiana de resolución de conflictos y de sanación espiritual fundamentada en el perdón, el amor y la reconciliación.

Pude poner en práctica estas enseñanzas en la relación con mi padre, que no fue muy estrecha, sino más bien distante y fría en diferentes momentos de mi vida. Pero con el tiempo entendí que él dio todo lo que pudo por mí y por mis hermanas.

"El perdón de uno mismo y de los demás parece ser una profunda tarea psicológica, espiritual, y no físico-biológica, que es necesaria para limpiar nuestra alma psíquica y evolucionar hacia el Amor y el Cuidado".
(Watson, 2005, pág. 115)

Crecimos en un hogar donde la contención era brindada principalmente por mi madre, donde recibimos valores humanos y familiares y una buena educación. Crecimos rodeados de una familia numerosa, con abuelos, tíos y primos y en un barrio o comunidad con muchas personas hermosas que fueron conformando y fortaleciendo los valores recibidos, convirtiéndonos en las personas que hoy somos, personas humanas y de bien.

Transitando en este periodo difícil pero revelador de mi vida y trabajando el perdón, pude enfrentar la relación con mi padre desde una perspectiva diferente, con la madurez que me habían dado la vida y mis vivencias y con mucho amor. Pudimos hablar francamente y expresar nuestros sentimientos. Éste fue otro momento muy especial en mi vida, perdoné y me perdoné, lo que permitió seguir sacando peso de la mochila de la vida y seguir llenando de paz y amor mi corazón y mi alma.

La vida me dio el regalo de poder compartir esas vivencias con mi padre y caminar juntos por ese camino, aunque haya sido corto, ya que meses después mi padre falleció de muerte súbita cardiaca. Pude transitar su partida con amor y con la felicidad y alegría de no haber dejado nada pendiente y haber podido acercarme a él espiritualmente en el tramo final de su vida.

Actualmente trabajo día a día en el perdón y estoy muy agradecido a la vida y al universo por dejarme transitar en él.

Transitando diferentes caminos y disciplinas holísticas.

Luego de lograr una conexión más espiritual y reconectarme con mi esencia, logrando expandir mi conciencia, comencé a explorar diferentes caminos que pudieran ir guiando mi búsqueda en la profundización de este despertar espiritual. Nombraré algunas de ellas y cómo me sentí vivenciándolas.

Lectura angelical

Comencé este viaje de mi despertar espiritual, con una lectura angelical a cargo de una mujer joven, de gran belleza interior y paz, con la que sentí una conexión especial desde el primer momento en que nos vimos.

La lectura es un espacio y una guía muy hermosa para establecer un diálogo con tus ángeles y recibir sus mensajes. Es un momento en el que se te brinda información muy personal sobre tu situación actual y los aspectos a sanar. Los mensajes que se te entregan son una guía divina que te ayudará a sanar y regresar a la paz. Estos mensajes son canalizados, en mí caso por esta joven, de forma intuitiva y por medio de percepciones, sentimientos, visualizaciones o imágenes que son recibidas durante la conexión con los guías de luz. Fue mi primera y única experiencia con esta práctica, fue muy hermosa y realmente recibí la guía, la paz y la fuerza para continuar mi viaje espiritual y seguir explorando diferentes experiencias que ampliaron mi horizonte y me compartieron su sabiduría.

A esta sesión concurrí con mi querida colega y amiga Adriana, que cariñosamente me dice "mi hermano menor", cosa que yo comparto plenamente, ya que desde ese momento ambos empezamos a transitar y profundizar nuestros caminos espirituales, y, desde entonces, nuestras almas se hermanaron y comenzamos a expandirnos como personas y profesionales de enfermería, comprometidos con un cuidado humano de excelencia y una enfermería holística integral.

Registros akáshicos

En este periodo no tenía muy claro cómo seguiría mi búsqueda espiritual. Había comenzado con la lectura de ángeles, que me había llenado de paz interior, pero sentía que debía vivenciar otras cosas. Así que el camino de la búsqueda me llevó a los registros akáshicos, lugar donde encontré claridad para continuar.

Los registros akáshicos son una memoria universal, un espacio multidimensional en donde se guardan todas las vivencias del alma. Algunos de los mensajes de mis guías me llevaron a profundizar en mis experiencias espirituales a través de diferentes opciones como la meditación, el yoga, la biodecodificación, la energía chamánica y el Reiki.

Con los registros me sentí muy bien, encontré luz y guía, y un lugar de conexión profunda con mi espíritu. Tuve diferentes experiencias de lectura de registros y luego me formé en el Espacio Holístico de Montevideo para aumentar aún más mis conocimientos sobre el tema.

Meditación

Uno de los lugares donde pude encontrar la calma, aquietar la mente, escuchar más al corazón y estar más en contacto con mi alma, fue en la meditación.

Me inicié en este camino gracias a los excelentes guías del Centro Terapéutico Integral Gendai de Montevideo y realizando diferentes retiros y modalidades meditativas en contacto con la naturaleza.

Fui adquiriendo y comprendiendo la importancia que algo tan sencillo como la respiración tiene para conseguir una buena técnica meditativa que, a su vez, nos ayudará a realizar una pausa, un momento para centrarnos en situaciones difíciles, de estrés o simplemente para comenzar la jornada laboral o para encarar una actividad o situación en el día a día.

"Podemos comenzar una práctica o un proceso de centrarse en un momento determinado, con una simple pausa, respirando y vaciando. Aprendemos cómo conectarnos, aprendemos a mantener ese punto de calma, cómo mantener el vacío, ese punto milagroso entre la inhalación y exhalación". (Watson, 2008, pág. 54)

"La práctica de la Enfermería Caritas, que abarca prácticas meditativas tales como la ecuanimidad y el amor-bondad hacia uno mismo y hacia los demás, nos proporciona beneficios en la vida diaria. Nuestra presencia consciente y bondadosa/cariñosa/cuidadosa afecta a los demás; aumenta nuestro nivel de energía y creatividad en nuestro trabajo sin que desperdiciemos o perdamos nuestra energía de vida o fuerza vital; nos ayuda a observar el trabajo con más claridad y discernimiento sin reaccionar inapropiadamente. Nos ayuda a *estar presentes*". (Watson, 2008, pág. 54)

Yoga

En el yoga encontré una disciplina que me brinda momentos especiales de armonía y paz interior en contacto estrecho con mi cuerpo físico, logrando equilibrio con mi mente y conexión espiritual e integrándome en los tres planos de la existencia del ser.

Biodecodificación

Mi experiencia con la técnica de la biodecodificación del árbol genealógico me ayudó a enfrentar y entender diferentes situaciones familiares heredadas. Lo realicé con una persona muy idónea que me guió y ayudó a manejar muchas situaciones, especialmente las relacionadas con la mejora de mi salud.

Tradiciones espirituales nativas sudamericanas

Realicé diferentes actividades y ceremonias con hombres y mujeres medicina, en el grupo el Camino de los Hijos de la Tierra en Uruguay, cuyo propósito es llevar a cabo actividades culturales, educativas y espirituales para difundir, rescatar y preservar el modo de vida y la tradición de los pueblos nativos americanos.

En esta tradición se reconoce que el espíritu es un solo Ser, al que llaman Gran Espíritu, que sostiene todas las formas de vida, incluyéndonos a nosotros y al resto de la creación.

Recuerdo con mucha alegría y amor una actividad de fin de semana en contacto estrecho con la naturaleza en el interior profundo de mi país, donde compartí momentos inolvidables con un grupo de personas hermosas. Se hicieron diversas ceremonias con medicina sagrada, compartiendo la antigua sabiduría espiritual nativa, largas charlas grupales de reflexión en círculo y momentos muy personales en conexión con tu interior, así como canciones, oraciones y agradecimientos. La ceremonia del Temazcal es muy hermosa, me brindó una poderosa conexión con mi esencia, mi espíritu y forjó mi camino espiritual.

En mis experiencias con las diferentes medicinas sagradas hubo una especial, la ayahuasca, que me hizo confrontar mis temores más profundos. Tuvo un efecto en mí muy especial, me sentí morir y renacer. Fueron un conjunto de sentimientos muy intensos y diversos, pero, como me dejé llevar por mi intuición y el sentir de mi corazón, no opuse resistencia y confié, dejándome llevar para descubrir y sentir ese caleidoscopio de sentimientos y de emociones tan profundas. Al terminar la experiencia sentí una gran calma, una paz inmensa me inundaba. Mi mochila era aún más liviana, sentí mi corazón y mi cuerpo abrazado por el amor y la bondad. Mi mente había sido testigo de esa sensación tan hermosa sin la aplicación de lógica alguna.

Reiki

Una de las disciplinas de la que me enamoré fue el Reiki, sentí una conexión muy especial al convertirme en canal de la energía del universo, pudiendo ayudarme a sanar y ayudar a sanar a otros. Tenía una gran similitud con mi profesión, la Enfermería, en el sentido de ayudar y sanar, pudiendo aplicar ambas en beneficio propio y a otras personas.

Ésta fue la última disciplina en la que me formé en Uruguay. Actualmente brindo este servicio y me sigo formando; me hace sentir muy bien y muy feliz el poder realizarlo. He podido aumentar mi canal de conexión especialmente cuando tengo la posibilidad de visitar lugares muy energéticos, pero fundamentalmente en mi conexión a través de la meditación.

Todas estas disciplinas, grupos y técnicas me fueron ayudando en mi sanación, mi conexión, mi crecimiento y mi expansión espiritual.

Para mí todo está relacionado; ¡Somos todos uno!

El desapego sentimental

Esta sensación de tomar otro camino, de dar la vuelta y alejarse de un ser querido me ha sucedido varias veces, pero hay dos que me impactaron particularmente y me hicieron reflexionar sobre el desapego sentimental, lo doloroso que es y cómo tienes que luchar con tu ego para salir de esa zona de confort.

En ambos casos, siento mucho amor por estas personas. Pero ese amor se transformó, y esa transformación se hizo necesaria cuando comencé a sentir desde dentro una fuerza increíblemente movilizadora que me decía que debía seguir avanzando. En esos momentos el camino se bifurcó, y mi opción fue caminar por un camino más personal. Puede parecer egoísta, pero a veces es necesario, así lo siento y es parte del crecimiento personal.

Lo primero es el amor a uno mismo, aunque en mi caso me resultó muy difícil amarme a mí mismo. He sentido ese amor recientemente y es inmensamente bello y me conecta con mi esencia.

Creo que hay momentos en la vida donde uno necesita distancia para ver las cosas con una perspectiva diferente y el hecho de estar inmersos en un dolor amoroso a menudo puede llevar a una reinvención.

Las pérdidas se pueden transformar en oportunidades para un acercamiento hacia uno mismo y hacia los demás en diferentes contextos con el fin de empoderarse y tomar el camino que nos lleva a transformarnos.

Muchas veces el que se queda culpa al que se ha alejado y eso se puede vivir como una carga. Es en esos momentos donde fue necesario forjar la autocompasión y la determinación de seguir avanzando.

Creo que es importante externalizar, perdonarse a uno mismo y perdonar a los demás. Es una de las mejores maneras de liberarnos de la culpa, aunque sea doloroso.

Ahora me aplico a mí mismo todas estas formas de conocimiento y soy consciente de lo necesario que es el autocuidado de mi cuerpo, mi mente, mi alma, mi todo.

> "Como dice Jean Watson, el arte sagrado de cuidar es un acto de amor. Se centra en la experiencia y la ética, la intuición y la intención. Sentir y compartir el cuidado de la bondad amorosa con los demás y la bondad hacia uno mismo, fortaleciendo las relaciones transpersonales".

Conexión espiritual familiar

En este periodo de mi vida tan especial pude lograr una conexión y un acercamiento más espiritual con mi hermana Cecilia. Siempre tuvimos una relación familiar cercana pero no estrecha; quizás el devenir de la vida y las circunstancias se dieron de esa forma. Pero fue en este tiempo donde el despertar espiritual se hacía cada vez más notorio, cuando sentí la imperiosa necesidad de un mayor acercamiento. Y esto se dio a través del camino espiritual.

Luego de realizar una de las sesiones de registros akáshicos y compartirle mi experiencia, ella se animó a incursionar en este mundo de conexión espiritual. Ahora compartimos un mismo lenguaje y una misma filosofía. Ella se ha formado como instructora de Yoga, Reiki y Flores de Bach. Actualmente cuenta con su propio centro holístico. Me alegra y me llena de felicidad esta nueva etapa en nuestra relación como hermanos.

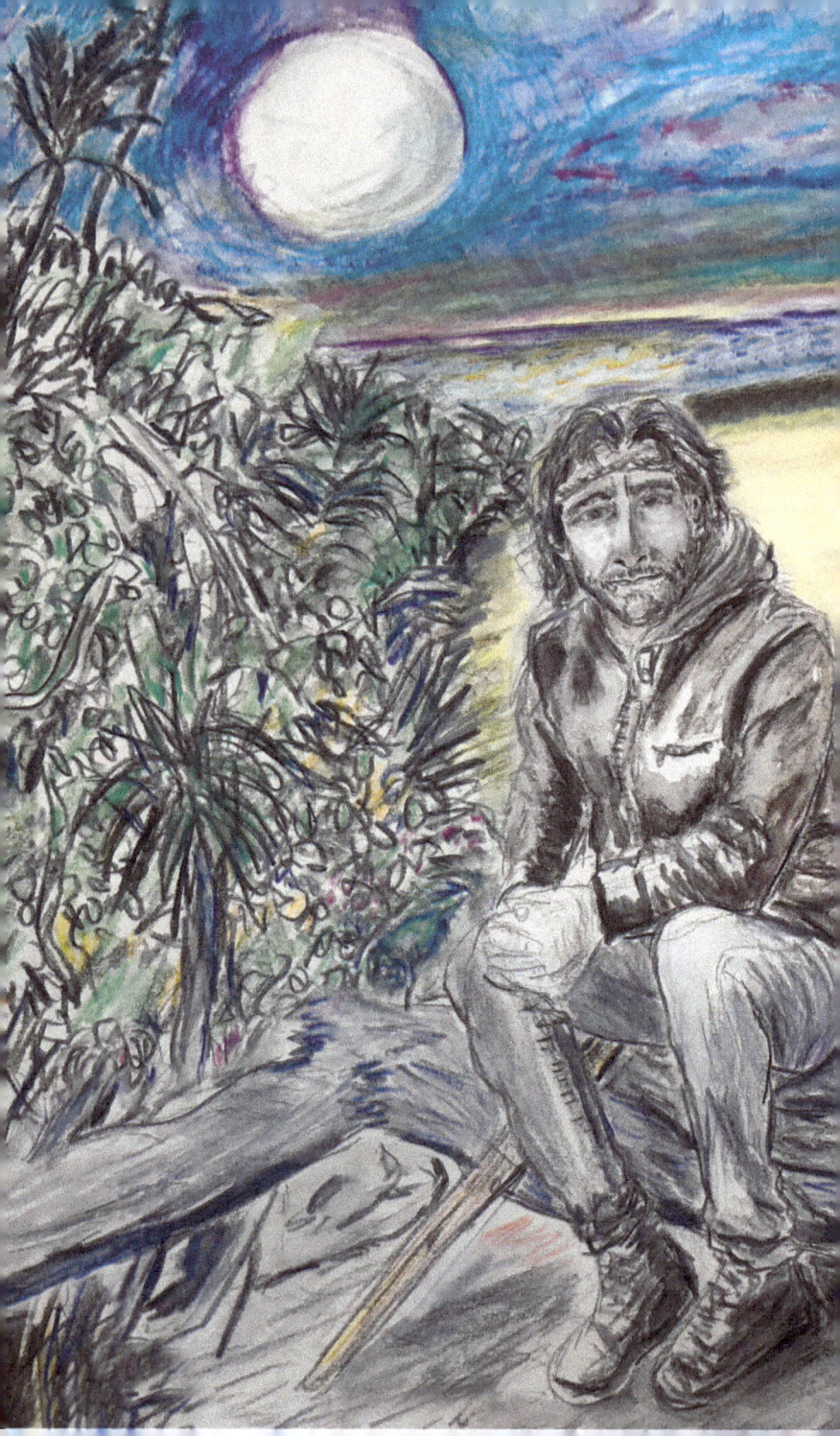

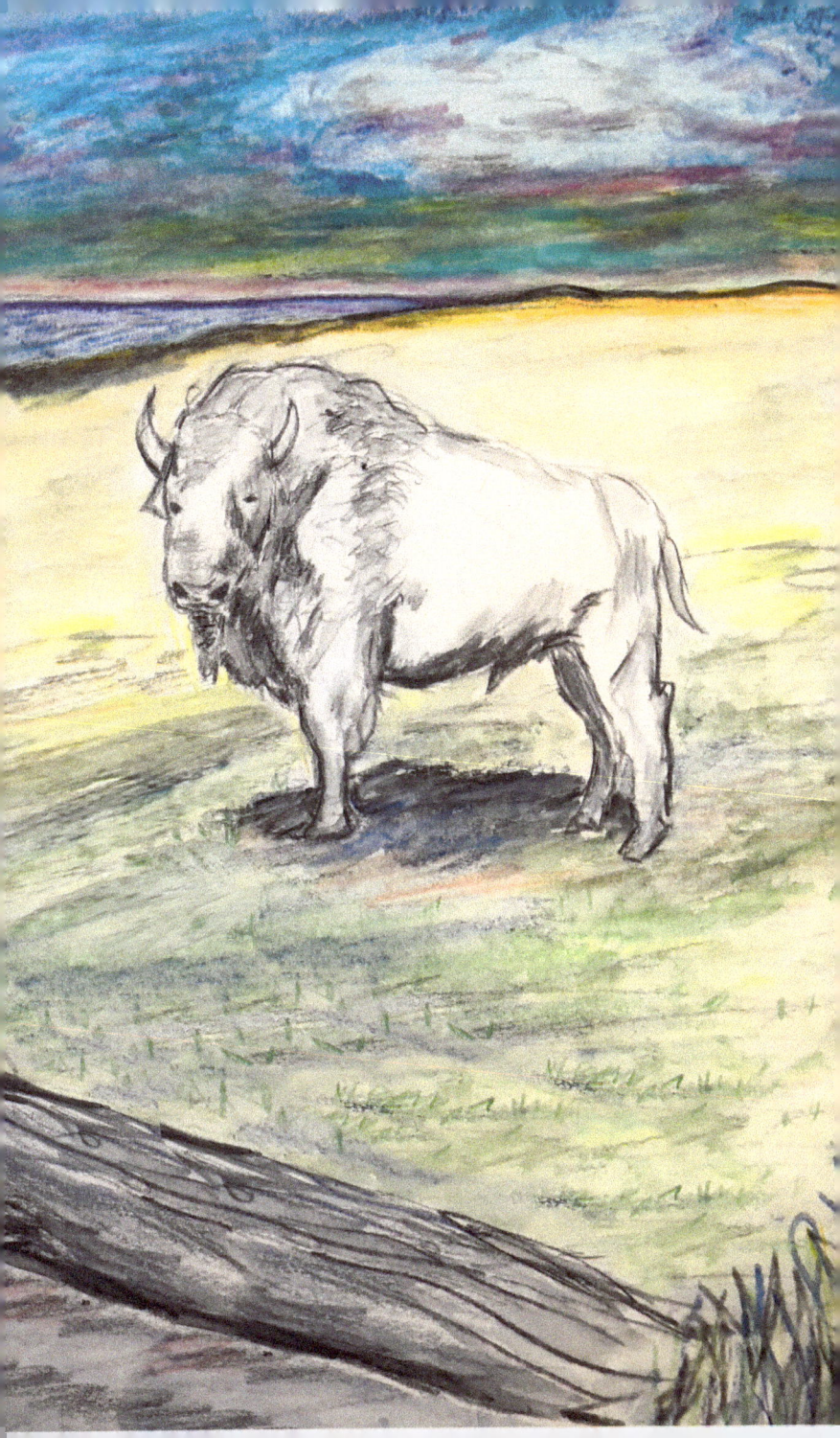

Capítulo IV

Mi nuevo camino

En este tiempo sentía con mucha fuerza que debía realizar un cambio real en mi vida, así que me enfoqué y puse mi intención en eso, y ¡vaya que dio sus frutos!

Comenzó una nueva apertura y conciencia del yo, de la pérdida profunda a la necesidad de sanación, transitando por diferentes disciplinas y técnicas espirituales para profundizar mí búsqueda personal; mi búsqueda para seguir reencontrándome conmigo mismo, mi cambio a un corazón abierto a lo nuevo, prestándole mucha importancia a la intuición, y a mi profundización interior y en conexión con el universo.

En noviembre del año 2017 asistí a un congreso sobre cuidados humanizados en Chile donde tuve la maravillosa oportunidad de escuchar por primera vez a la Dra. Jean Watson, una teórica de enfermería de renombre mundial, una de las teóricas más importantes sobre las que tanto estudiamos en epistemología en la Facultad de Enfermería.

Al compartir estos días de congreso con colegas y amigos de todo el mundo, vinculados con los cuidados humanizados, y empezar a comprender la teoría de la Ciencia del Cuidado, noté una sensación de plenitud y bienestar, ya que esta teoría complementaba perfectamente con la profesión que amo, la enfermería, y las diferentes disciplinas relacionadas con la sanación y los cuidados holísticos.

En el avión camino a casa y reflexionando sobre lo vivido, me dije, "este es mi nuevo camino, mi nueva vida". Mi corazón me decía que debía avanzar y esto me daba una sensación de seguridad y de paz que inundaba toda mi alma, era tan poderoso ese sentir que decidí dar el paso a su concreción. Pero tuve que dejar muchas cosas en el camino, como mi trabajo y carrera profesional de más de 26 años en la Administración de los Servicios de Salud del Estado. Un trabajo seguro y sólido, un trabajo que estaba presupuestado por el Estado. Mi último rol, que desempeñé durante dos años, fue como adjunto a dirección en el Centro de Rehabilitación Médico Ocupacional y Sicosocial, de un gran hospital psiquiátrico en Uruguay.

Habían pasado un poco más de dos meses después de mi primer contacto con la Ciencia del Cuidado, cuando emprendí mi viaje a Estados Unidos, y mi nueva vida comenzó. Debía de formarme y profundizar mis conocimientos. Comencé mis estudios en el programa de Caritas Coach del Instituto Watson de la Ciencia del Cuidado (CCEP en sus siglas en inglés, Caritas Coach Education Program®), en Colorado, EEUU. Curso que está avalado por la Asociación americana de enfermeras holísticas (American Holistic Nurses Association).

Desde entonces estoy transitando el camino de la Ciencia del amor bondadoso y el cuidado amoroso. Actualmente estoy cursando el programa postdoctoral en WCSI y pienso seguir avanzando por este camino, profundizando en la Ciencia del Cuidado amoroso, para poder transmitir y comunicar esta forma de vida, especialmente en Latinoamérica.

Aquí es donde tuve que enfrentar una situación bien compleja. La formación se da en inglés, así que concomitantemente tuve que encarar y desarrollar el estudio de la lengua inglesa, lo que fue y sigue siendo un gran desafío personal. Uno cuenta con herramientas básicas de la lengua, estudiada principalmente en la secundaria, pero la realidad indica que es casi como empezar de cero. ¡Y cuando uno ya tiene varios añitos la situación es todavía más compleja! Así que dediqué y dedico muchas horas de estudio para fortalecer mi segunda lengua.

Este camino de profundización del estudio de la lengua inglesa me llevó a vivir a Inglaterra. Por este entonces comenzaba una nueva y hermosa relación de pareja con la que ahora es mi esposa, Julie, una persona muy especial, llena de amor, bondad, luz y una entrega muy especial al prójimo. Ella me brindó el apoyo y la confianza para avanzar en mi nuevo camino, especialmente en Inglaterra.

Siempre es difícil comenzar una nueva vida en otro país, sobre todo cuando las diferencias culturales e idiomáticas son notorias, y aún más en mi caso, ya que transitaba entre Estados Unidos e Inglaterra, que, por cierto, lo único que tienen en común es el idioma. En Estados Unidos, me sentía muy bien y en contención cuando compartía tiempo con mi familia que vive en Florida: mi hermana Elizabeth, mi cuñado, mis sobrinos y mi madre que luego de la muerte de mi padre se fue a vivir con ellos. Mi hermana siempre estuvo presente para apoyarme y brindarme toda su ayuda. Esto es un gran aliciente, ya que tener parte de la familia en un país nuevo donde se comienza realmente lo cambia todo.

Programa educativo de Caritas Coach®

¿Qué es un coach de Caritas?

"El Programa de Educación de coach de Caritas (CCEP) se basa en la famosa teoría de la Dra. Jean Watson sobre la Ciencia del Cuidado Humano. Es un programa de desarrollo profesional único de seis meses que incorpora instrucción interactiva en línea, en grupos pequeños y con un mentor docente.

A través de la indagación dinámica y el diálogo colaborativo y compasivo, los participantes exploran la conciencia de Caritas y las formas de "saber-ser-hacer-convertirse", que preparan al alumno para transformar sus prácticas de vida personal y profesional y darles un significado, propósito, dignidad e integridad más profundos. Como coach de Caritas, los participantes regresan a su entorno laboral y a su vida personal con una nueva visión, sabiduría y habilidades para ser "Caritas vivientes": más capaces de traducir y vivir la teoría y la filosofía de la sanación humana al servicio de la transformación profunda del sistema.

El objetivo es que tanto las enfermeras como todos aquellos dedicados al cuidado de la salud se transformen en líderes inspiradores en su papel de coaches de Caritas".

(www.watsoncaringscience.org/caritas-coach-education-program-ccep).

El curso tiene dos instancias presenciales de fin de semana que en mi caso fueron en Boulder y en Denver (Colorado). Una es al comienzo y la otra es al terminar la formación, momento donde se presenta el trabajo final y se realiza la graduación.

Comencé el curso con mucha alegría y compartí ese fin de semana con un grupo de personas muy bellas, todas comprometidas con el estudio y la reflexión de la Ciencia del Cuidado, pero sobre todo abiertas a compartir sus experiencias de vida y del acto de cuidar. Fue muy enriquecedor para mí ese primer contacto y todo lo vivenciado en los diferentes plenarios y talleres que se realizaron, tanto en lo personal como en lo profesional.

Una de las primeras tareas que debí realizar y compartir con el grupo fue una reflexión personal acerca de cómo había llegado a la Ciencia del Cuidado. Ahí desarrolle brevemente lo vivido con Julieta, mi tránsito luego de su muerte, mis sentimientos y mi apertura a profundizar en lo espiritual.

La respuesta a mi reflexión por parte de la directora del programa de CCEP, Jan Anderson, fue la siguiente:

"Queridísimo Héctor:
Estar tan cerca del sufrimiento nos afecta a nivel del alma; nuestro corazón y nuestra alma cambian para siempre, a veces de manera positiva, otras no. También es sanador su capacidad de haber transformado la experiencia que compartió con su hija durante todos los tratamientos, el dolor, la alegría y el sufrimiento, en una perspectiva más amplia capaz de ampliar el significado de lo que es cuidar y sanar, no solo para individuos y familias, sino para comunidades, países y el mundo. Jean Watson cree que lo que hacemos como enfermeras y enfermeros es sagrado, y que cuando empezamos a darnos cuenta más plenamente de que todo lo que hacemos, decimos, pensamos, pretendemos es sagrado, puede crear un cambio, entonces podremos ser más conscientes de nosotros mismos y tomar decisiones más biogénicas, y esto es lo que ha hecho usted honrando a su hija y todo lo que vivieron juntos y convirtiéndolo en algo de mayor alcance".

Fue un gran comienzo en este camino de la profundización de la Ciencia del Cuidado y fortaleció mi pertenencia y mi sentir para seguir transitando por donde mi corazón y mi alma me estaban guiando.

Qué es ser un coach de Caritas para mí

Caritas para mí es el inicio de un viaje interno y profundo en comunión con mi esencia más divina, un empoderamiento en diferentes disciplinas espirituales y vivencias que me hacen crecer en lo personal, lo profesional y lo colectivo a través de la socialización.

Profundizar en la teoría y la Ciencia del Cuidado humano, me permite ser multiplicador de los conocimientos, la ética y los valores de Caritas y llevarlos a muchos de los colegas que están sumergidos en la rutina de sus labores, a los estudiantes que son el futuro de la enfermería y a otras profesiones de la salud, para poder cambiar el paradigma de salud en los diferentes rincones de Latinoamérica.

Caritas ofrece profundizar y cuidar los diversos aspectos de uno mismo para poder brindar un cuidado integral y holístico a los demás, tratando a cada persona con respeto y dignidad.

La Dra. Watson siempre dice que el amor es el más alto nivel de conciencia y la mayor forma de sanación; esto crea una apertura donde se puede practicar la bondad amorosa hacia uno mismo y hacia los demás, dejando el camino libre para los milagros.

Cuidar con la intención de sanar transmitiendo esa energía con conciencia y presencia humana.

Los Diez procesos de Caritas ® de la Dra. Watson, son nuestra guía, nuestro norte en el cuidado.

Incluyen la importancia de la relación de cuidado transpersonal, que es llegar a la esencia de la otra persona, conectarse para poder brindar el cuidado necesario poniendo especial atención en lo espiritual.

El cuidado realizado con conciencia, que es la apertura hacia el otro, y la adaptación a lo nuevo, teniendo presente las diferentes modalidades de sanación, abriéndonos a las diferentes formas y estilos de sanación, sean cuales sean, creyendo, motivando y apoyando, y poniendo especial atención al cuidado relacional de uno mismo y de los demás, con una base guiada por valores éticos, morales y filosóficos.

Y en lo que a mí respecta profundizar mi búsqueda y camino espiritual en conjunción con lo más bello: mi profesión, adquiriendo los conocimientos y ahondando en la teoría del cuidado humanizado y siendo capaz de vivir, transmitir y multiplicar la teoría.

.

LOS 10 PROCESOS DE CARITAS®
DESARROLLADOS POR JEAN WATSON

1. Alimentar valores humanistas-altruistas mediante la práctica de la bondad

2. Estar verdaderamente presente, posibilitando un sistema de fe, de esperanza y de valores; honrar el mundo subjetivo interior y la vida de uno mismo y de los demás.

3. Tener sensibilidad con uno mismo y con los demás mediante el cultivo de las propias prácticas espirituales; ir más allá del ego y del yo hacia la presencia transpersonal.

4. Desarrollar y mantener relaciones basadas en el amor, la confianza y el cuidado.

5. Permitir la expresión de sentimientos positivos y negativos, manteniéndonos verdaderamente presentes para escuchar a los demás.

6. Buscar un modo creativo para la resolución de problemas y la búsqueda de soluciones mediante el proceso de cuidar; plena utilización de uno mismo y de la maestría en las prácticas de cuidar- sanar mediante el uso de todas las maneras de conocer/ser/hacer/devenir.

7. Comprometerse en el estudio y la enseñanza transpersonales dentro del contexto de la relación de cuidado; permanecer dentro del marco de referencia y cambio de la otra persona en la dirección de un modelo de coaching enfocado hacia una salud y bienestar expandidos.

8. Crear entornos sanadores en todos los niveles, incluyendo un entorno energético sutil adecuado para la presencia auténtica durante el acto de cuidar.

9. Asistir con respeto reverencial a las necesidades básicas como si de actos sagrados se tratasen, repercutiendo en la mente, el cuerpo y el espíritu de los demás y alimentado la dignidad humana.

10. Abrirse a lo espiritual, al misticismo y a lo desconocido, posibilitando los milagros.
    (Watson, 2008)

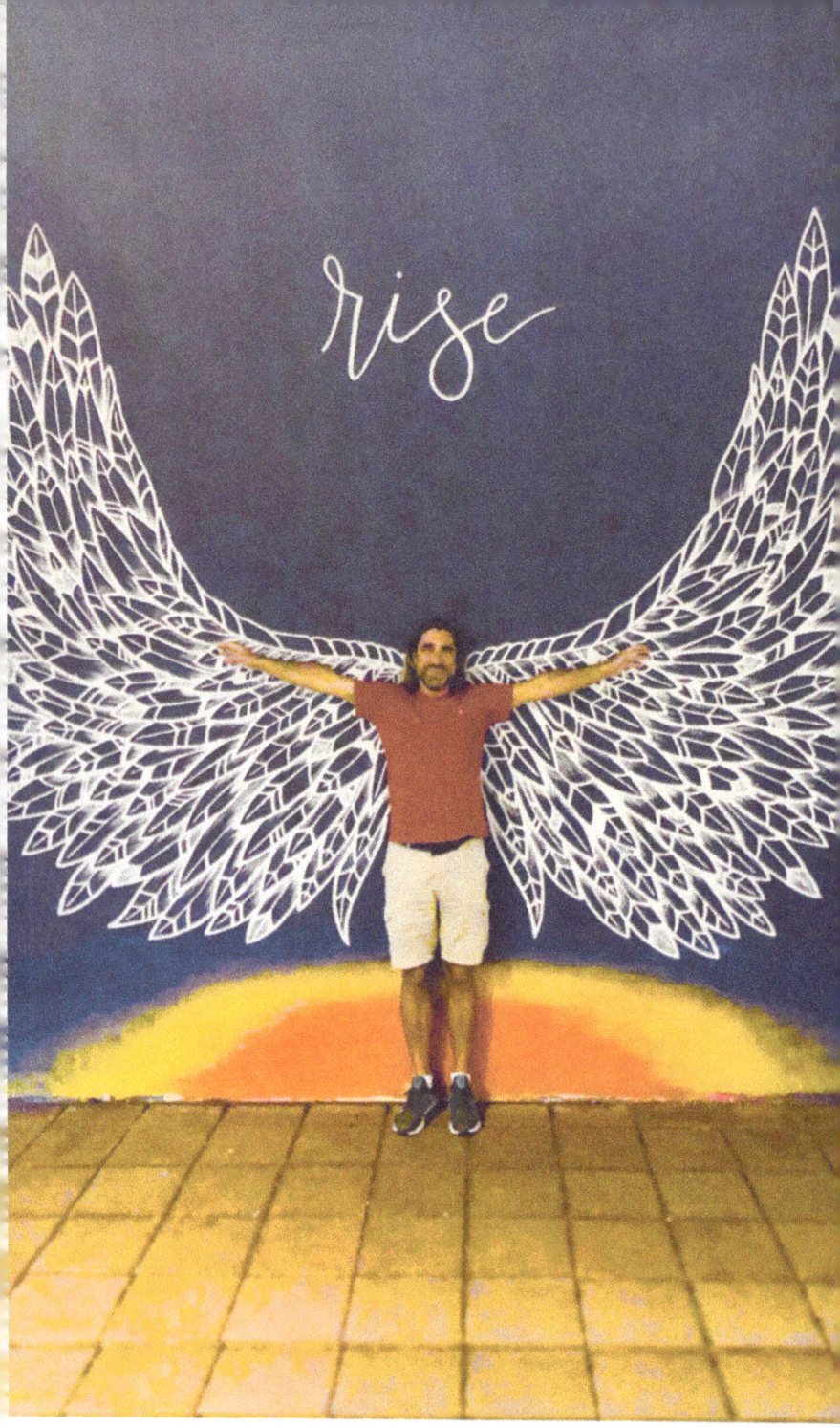

Declaración como Caritas Coach:

Yo, Héctor, como enfermero, como persona, me comprometo conscientemente a cuidarme a mí mismo y a otros para seguir sanando y evolucionando, y a profundizar en el camino espiritual y empírico de Caritas, para socializar y multiplicar sus valores humanísticos, en pos de un mundo mejor.

"Las prácticas para centrarse son una forma de establecer, prepararte, y comenzar un cultivo más formal de la práctica del amor-bondad y ecuanimidad como conciencia profesional de Caritas". (Watson, 2008, pág. 51).

Prácticas para centrarse

Es ideal comenzar la jornada realizando un ejercicio para centrarse o realizarlo en momentos difíciles y estresantes para hacer un alto en el camino, centrándonos para obtener la calma, la paz, la tranquilidad y la serenidad necesaria para continuar, tratando de soltar lo que nos afecta.

Para mí, una muy buena práctica es la meditación, uno puede usar diferentes técnicas de las muchas que hay y practicar la que le resulte más apropiada.

En mí caso, lo más importante al comenzar es centrarme en la respiración, dedicándole tiempo y enfocándome en las inspiraciones y las exhalaciones profundas y mantenidas.

> Como dice Jean Watson "A medida que uno continúa cultivando una práctica contemplativa y meditativa, uno se conecta cada vez más con la dimensión transpersonal de la vida".
> (Watson, 1999, pág. 174)

Momentos de meditación

En mis meditaciones siento mucha paz y tranquilidad, puedo llegar rápidamente a mi lugar interior, un lugar muy especial, un lugar al que solo accedo a través de esta práctica. Es un lugar de conexión con el universo, es un lugar donde mi mente viaja y se reconforta con el entorno, donde siento expandir mi conciencia.

Al profundizar en la meditación, puedo sentir los olores con una gran intensidad, una especie de combinación entre selva y mar, con mezcla de flores silvestres y olores de primavera, con un dulzor increíble e inexplicable. Puedo ver, tocar, sentir e interactuar con ese medio. Es increíblemente hermoso pero tiene detalles que lo hacen de otro mundo… lo voy a describir:

Es un bosque increíblemente grande, de un lado está la inmensidad de un mar tranquilo con hermosas playas y personas interactuando, irradiando mucha luz, del otro lado el hermoso bosque, que, aunque es enorme, me transmite mucha paz.
El cielo es celeste y en sus bordes rodeado de colores ocres, hay un sol color naranja inmensamente grande, que no tiene movimiento, siempre lo veo en el mismo lugar. Y, extrañamente, puedo visualizar en el lado opuesto al sol un par de lunas, una llena y la otra en cuarto creciente.

Siempre que llego a ese lugar, lo hago por el mismo sendero, donde puedo apreciar de un lado el mar y del otro el bosque. Es un sendero con largos pastos moldeados por la suave brisa.
A medida que voy entrando me invade una gran tranquilidad y un sentimiento de paz interior plena, y de amor que llena el alma y todo el cuerpo; es inmensamente hermoso. Puedo sentir y ver una especie de energía o luz blanca que me rodea.

Ese sendero siempre me conduce hacia un gran árbol con una hermosa cabaña en su parte superior, rústica pero confortable, en donde siento plenamente que estoy en mi hogar. Puedo palpar y degustar deliciosas frutas con formas y colores diferentes a las habituales.

Del otro lado del árbol hay un acceso directo a la playa donde, en varias ocasiones, pude intercambiar diálogos y tener contacto físico con los habitantes del lugar, a muchos de ellos los conocí, Julieta está allí, es un alma ascendida. Cada interacción que tengo en ese lugar me hace conectar cada vez más con mi ser, con mi origen; es inmensamente hermoso.

Ejercicio de meditación

Aquí hay un ejercicio de meditación que aprendí durante mi programa Caritas Coach. Lo he adaptado como una meditación en línea en español que puedes escuchar aquí: https://vimeo.com/269376189

Meditación de la mano
Celtic Meditations de Edward J Farrell

Adopte la misma postura que con otras meditaciones… con los ojos cerrados, las manos abiertas y reposando en el regazo, con las palmas hacia arriba.

Ponga la atención en la respiración. Relaje zonas donde haya tensión, céntrese.

Note cómo el aire roza la punta de los dedos, la zona entre los dedos y las palmas de las manos.

Sienta sus manos en su totalidad, su fuerza, su madurez.

Piense en sus manos.

Piense en las manos más inolvidables que haya visto nunca, las manos de su padre, de su madre, de sus abuelos.

Recuerde las manos más viejas que hayan reposado en sus manos.

Piense en las manos de un recién nacido, en las de su sobrino y su sobrina, las de su propio hijo y piense en la increíble belleza, perfección y delicadeza de las manos de un niño. Hace mucho tiempo, sus manos eran de ese mismo tamaño.

Piense en todo lo que han hecho sus manos desde entonces.

Casi todo lo que ha aprendido ha pasado por sus manos… darse la vuelta, gatear, arrastrarse, andar y mantener el equilibrio, aprender a agarrar algo por primera vez, comer, lavarse y bañarse, vestirse.

Hubo un momento en su vida en el que su mayor logro era atarse los cordones de los zapatos.

Piense en el aprendizaje que sus manos han hecho y cuántas actividades han dominado, las cosas que han fabricado, recuerde el día en el que aprendió a escribir su propio nombre.

Nuestras manos no eran solo para nosotros sino también para los demás. Cuántas veces se dieron a sí misma para ayudar a otro. Recuerde todos los tipos de trabajos que han hecho, el cansancio y el dolor que han conocido, el frío y el calor, la inflamación y los hematomas, recuerde las lágrimas que han secado, las propias y las de otros, la sangre que han sangrado, la sanación que han experimentado.

Cuánto dolor, ira o incluso frustración han dado.

Cuántas veces se han juntado para rezar: símbolo a la vez de su impotencia y de su poder.

Nuestro padre y nuestra madre guiaron estas manos en un gran leguaje simbólico… el signo de la cruz, golpearnos el pecho con el puño, un apretón de manos, el movimiento de la mano para indicar hola y adiós.

Hay un misterio que descubrimos en la mano de la mujer o del hombre que amamos.

Hay manos de médicos, enfermeras, artistas, directores de orquesta y curas, manos que nunca olvidará.

Ahora levante la mano derecha despacio y colóquela delicadamente sobre su corazón.

Presione un poco más fuerte durante un momento hasta que su mano sienta el latido del corazón, el sonido más misterioso de todos los sonidos humanos, el latir del propio corazón, un ritmo aprendido del latido de nuestra madre en el útero.

Presione un poco más durante un momento y quite la mano manteniéndola muy cerca de la ropa. Sienta el calor entre la mano y el corazón.

Ahora baje la mano a su regazo con mucho cuidado, como si llevara en ella tu corazón, porque lo lleva.

Cuando da la mano a otra persona no es simplemente carne y hueso, es su propio corazón.

Un apretón de manos es el verdadero trasplante de corazón. Piense en todas las manos que han dejado huella en usted. Las huellas de los dedos y las huellas de las manos son huellas de corazón que nunca se podrán borrar.

La mano tiene su propia memoria. Piense en toda la gente que lleva consigo la huella de su corazón, son imborrables y permanecerán para siempre…

"Cuidar al cuidador", relación amorosa, amable y compasiva con nosotros mismos

Comparto plenamente la creencia de la Ciencia del Cuidado que reflexiona sobre lo siguiente: no podemos cuidar a otros plenamente si no empezamos primero por nuestro propio cuidado, profundizando y fortaleciendo nuestra relación con nosotros mismos con compasión, amabilidad y amor.

Pero ¡vaya si cuesta entender este significado o asimilarlo! Puedo decir con total sinceridad que me costó mucho…

Siempre tuve la convicción de que primero debemos ayudar al otro, realizar la buena acción diaria ayudando al prójimo, ¡y esto está muy bien! Lo tengo marcado a fuego desde niño por las vivencias que tuve como Scout; fueron tiempos muy hermosos, de aprendizaje y crecimiento personal. Esas vivencias en los Scout me llevaron a recorrer el hermoso camino de la enfermería; amo mi profesión. Pero tengo que reconocer que por muchos años, primero estaban los otros y no me acuerdo si en algún momento estaba yo, siempre era un nosotros…

Ahora con más edad y con un bagaje importante de experiencia y vivencias, puedo ver y sentir que es necesario fortalecer el autocuidado y el amor hacia uno mismo para brindar amor compasivo, ayuda y cuidados a otros.

"La necesidad de afiliación es una necesidad humana universal y forma el núcleo del humanismo". (Watson, 2008, pág 185)

Modelo transpersonal

Al profundizar en el modelo transpersonal de cuidado, curación y sanación uno comienza con su propia sanación, curación y cuidado para después poder ayudar en la de los demás.

Trato diariamente de realizar una práctica consciente a través de la meditación, la relajación y la práctica de Reiki que me hacen acceder a mi yo transpersonal y me conectan con mi esencia. Siento que esa conexión es muy poderosa, llenándome de paz, armonía y amor bondadoso.

Hace un tiempo atrás tuve una hermosísima meditación en un lugar muy energético del norte de Francia, rodeado de grandes pinos y un frondoso bosque, junto a un pequeño río que armonizaba el momento con su canto. Una cálida brisa de verano acariciaba mi cuerpo y un sol padre radiante energizaba mi momento, envuelto también por el dulce canto de los pájaros y el revolotear de muchas y diversas coloridas mariposas. En este entorno y en este bello momento comencé mi meditación que me transportó a un viaje de conexión con mi esencia y mi origen. Me hace sentir tan bien y es tan poderoso que me expande la conciencia, me alinea y me une…

"Es al hacernos conscientes de la necesidad de cultivar una práctica contemplativa capaz de centrarnos cuando empezamos a percibir el posible significado del concepto de presencia auténtica y de mantener una práctica profesional consciente y reflexiva. Nos volvemos más conscientes de que para realizar una tarea de cuidado-sanación es necesario un desarrollo personal espiritual y ontológico continuado. Esta búsqueda de la práctica espiritual se convierte entonces en el fundamento de nuestro ser y en el fundamento de todo acto de cuidado-sanación".
(Watson, 1999, pág. 175)

Desde que comencé a ser un coach de Caritas, he ido adquiriendo diferentes estrategias y formas de encarar una relación con otra persona en la salud o en la enfermedad, pero, sobre todo, he aprendido a ver la esencia de la persona, a ir cada vez más profundo y a tratar de crear una conexión. Y, si llegamos a conectarnos con el alma, es una experiencia abrumadora y hermosa que me llena y llena al otro de energía y de amor bondadoso creando un canal de comunicación único, verdadero y sincero que redunda en el cuidado armonioso. Al final de este bello proceso, ambas personas reciben sanación. Qué importante es la comunicación desde el amor y cómo en esa relación vamos aprendiendo más de nosotros mismos.

"En una relación de cuidado-sanación, el modelo de la Ciencia del Cuidado postula una naturaleza energética para la consciencia de Caritas: esa consciencia de cuidado emana una energía que irradia desde una parte a la otra. Altera el campo en el momento, ayudando a los pacientes a acceder a su potencial interno de sanación. Este potencial de sanación es un proceso natural que tiene que ver con *estar-en-la-relación-correcta*."
(Quinn, 1989 in Watson, 2008, pág 77)

"Al establecer un vínculo entre el acto de cuidar/Caritas y el amor que posibilita la evolución de la conciencia, el cuidado transpersonal es fuente que da vida y que recibe vida. La conciencia de Caritas y el "momento del cuidado" son transpersonales, están más allá del ego que separa; constituyen un eterno ahora".
(Watson, 2018, pág 51)

La importancia de escuchar

Tengo certeza que desde niño he desarrollado un don: la capacidad de escuchar. Siempre al comienzo prefiero escuchar, y tomarme el tiempo necesario que las personas necesiten para comunicarse, hablar solo lo necesario y mantenerme siempre empático y sensible ante las diferentes situaciones y necesidades de las personas y en todos mis trabajos y responsabilidades (¡que han sido unos cuantos!). Al aplicar esta cualidad que me define como persona en ONGs, instituciones universitarias y hospitales, siempre tuve una respuesta muy favorable por parte de los demás.

Mi don de escuchar a los otros es lo primero que entrego para desempeñar mi papel como coach de Caritas.

"El acto de escuchar proporciona otro ejemplo de cómo cultivar la pedagogía de la Ciencia del Cuidado al vivir la alfabetización en Caritas a través de la puesta en práctica de los 10 procesos de Caritas". (Horton-Deutsch & Anderson, 2018, pág. 51)

Tiempos de amor y cuidados

En este periodo de mi vida tuve que cuidar, ayudar y apoyar a mi madre a enfrentar y vivir con un cáncer, nuevamente esta enfermedad estaba presente en mi vida, primero con mi hija y ahora con mi madre.

Ahora estaba en una situación diferente, estaba transitando por la Ciencia del Cuidado, pudiendo ver la salud y la enfermedad desde otro paradigma y a través de mis vivencias y experiencias con la enfermedad y la sanación. Esto hizo que tuviera una resiliencia fortalecida y pusiera toda mi intención para sanar a mi madre, pero esto iba más allá de la curación del cáncer, era sanar a mi madre como persona para que tuviera la entereza de afrontar el devenir de la situación, trascender y expandir su conciencia.

Como parte de su tratamiento médico, tuvo que enfrentar una cirugía para extirpar el tumor así como quimioterapia y sesiones de radioterapia. Ella estaba viviendo en Estados Unidos y estaba al cuidado de mi hermana Elizabeth. Uno hubiera pensado que yo, viviendo en Inglaterra, estando tan lejos físicamente de mi madre, no podría realizar soporte o sanación, pero todo lo contrario. Mi madre se aferró a mis cuidados en la realización de Reiki a distancia y largas charlas motivacionales que transformaron su visión pragmática de ver el mundo en un sentimiento de conexión con su interior y con su esencia que la llevó a encarar este duro momento con mucha positividad.

Cuando uno realmente está alineado, el cuidado y la sanación de uno mismo y el de los demás van a estar en su mejor estadio.

En una de mis visitas, mi madre conoció a Julie, mi compañera actual, tuvieron una conexión especial a pesar de la barrera idiomática, era increíble verlas interactuar y comunicarse. Estuvimos con ella acompañándola en sesiones de quimioterapia y estudios imaginológicos. En ese momento le comunicamos que íbamos a oficializar nuestra relación y que la boda sería Estados Unidos, junto a ella, en unos meses. Eso la motivó muchísimo, dedicando tiempo en la preparación y manteniéndola ocupada. Porque fue en ese entonces, que luego de uno de esos estudios, se comprueba que presentaba metástasis. Cuando el tratamiento estaba a punto de terminar y ella estaba convencida de que había superado ese trance.

Sabíamos que el pronóstico no era nada alentador.

La boda fue un momento en mi vida muy especial, porque comenzaba una nueva etapa junto a Julie repleta de amor y de sueños. Pero con sabor agridulce por la situación de mi madre. Pero esa sinergia de amor que rodeaba la boda nos ayudó a todos a compartir momentos increíbles de gran felicidad. Pudimos reunirnos todos, la familia de Uruguay, la de Inglaterra y la de Estados Unidos, en Florida. La ceremonia fue hermosísima, en la playa en un hermoso atardecer. Fue muy emotiva, íntima y espiritual. Mi madre estuvo presente con mucha energía y felicidad, tanto en la ceremonia como en la fiesta, ella nos regaló ese tiempo de felicidad.

A los seis días de la boda ella muere, se fue en paz y rodeada de su familia.

La consolidación de mi nuevo camino

En esta nueva etapa, me sentí muy feliz de ser nombrado Facultativo asociado en el Instituto Watson de la Ciencia del Cuidado, agradezco profundamente a Jean Watson quien me dio la oportunidad y el honor de ser parte de la familia Caritas, como profesor adjunto. Para mí es un gran reto y un gran desafío ya que tengo desde ahora la responsabilidad de transmitir y compartir la Ciencia del Cuidado, especialmente en América Latina.

En esta etapa me gradué como coach de Caritas, realizando una de mis primeras disertaciones en inglés que fue un ingrediente más de estrés, pero me sentí muy cómodo y contenido compartiendo mi trabajo final con la comunidad de Caritas.

En este tiempo comencé a tener contacto con los cuencos tibetanos, que son una especie de bol, realizado con varios metales, que emiten sonidos hermosos y energéticos en cierta frecuencia, especialmente utilizados a la hora de meditación y centrado.

También en Inglaterra comencé a realizar la caminata meditativa del laberinto, es una herramienta espiritual, una forma de meditación diferente, caminando a través del laberinto en armonía y tranquilidad. Realizándola he sentido una gran conexión y bienestar.

También tuve la posibilidad de compartir hermosos momentos sobre la Ciencia del Cuidado, en diferentes congresos y actividades alrededor del mundo. Conociendo comunidades, ciudades, países y culturas diferentes, aumentando así mi acervo cultural y mis vivencias como persona.

En el contexto de los viajes puse mucho énfasis en visitar lugares cercanos, que resultaran interesantes en mi conexión espiritual, lugares energéticos. Fue así que en este tiempo, hace un poco más de un año, pude conocer: El valle de la luna (Wadi Rum) en el desierto de Jordania, Petra, Tierra Santa en Jerusalén, las Pirámides de Guiza, el Valle de los Reyes y el Templo de Karnak en Lúxor en Egipto, Las Montañas Rocosas, Chichén Itzá en México, Stonehenge, El Gigante de Cerne Abbas y nadar en un Cenote.

Todos estos lugares fueron expandiendo mi canal de conexión espiritual, y expandiendo mi conciencia, estoy muy agradecido por todas estas vivencias.

Congreso en Uruguay

Mientras escribo este libro, mi objetivo de compartir la teoría de la Ciencia del Cuidado con otros, se está convirtiendo en una realidad. Tengo el honor de trabajar con mis colegas en América Latina en una conferencia visionaria sobre el cuidado humano para profesionales de la salud y, lo más importante, para estudiantes de enfermería: nuestro futuro. Para mí, simboliza el resultado del profundo trabajo transformador en el que me he centrado.

Con el universo como mi guía, actúo como un embudo para impartir amor, cuidado y contribución al mundo a través de esta conferencia.

Estamos organizando el II Congreso Latinoamericano de Cuidados Humanizados en Montevideo, Uruguay en el contexto de Global Human Caring Congress junto a la Universidad de la República y la Universidad Católica. En este evento se reunirán los líderes de la región en cuidados humanizados, enfermería y profesionales de la salud. Para mí es una emoción indescriptible y un honor poder contar con la Dra. Jean Watson en mi país, brindándole a la enfermería Uruguaya un contacto estrecho con una teórica internacional.

Invitación

Pasé por momentos y situaciones de vida muy angustiosas y dolorosas, estas son las que te sacuden y te hacer ver las cosas de un modo diferente. Existe un "párate" que te lleva a la reflexión y muchas veces a la búsqueda de nuevas realidades y perspectivas. En mi caso me llevó a conectarme con mi alma, con mi esencia. Pero siento que esta búsqueda recién comienza y hay mucho por adquirir, aprender, asimilar y conectar. Viendo retrospectivamente puedo decir con total sinceridad que en mi vida hubo muchísimas vivencias hermosas y positivas, con momentos de felicidad vividos intensamente.

Aun en la desesperanza, el dolor y la angustia se siente un amor que es muy difícil de describir que está por encima de todo, es inmensurable. Y aun en esas situaciones uno puede vivir momentos de felicidad.

Hoy me siento pleno.

Me siento con el corazón abierto.

Con gran alegría y regocijo estoy viviendo tiempos de aprendizaje y crecimiento personal, compartiendo este nuevo estilo de vida, procurando ser cada día una mejor persona, aportando a la comunidad de Caritas y al mundo. Sigo mi camino de vida, vivo el día a día guiado por mis sentimientos mi corazón y mi alma, procurando una mayor conexión con mi esencia y el universo.

A medida que continúo en mi camino, llevo conmigo todo lo que vino antes, sin embargo, no me detengo allí. No pienso en el pasado y ni desearía que fuera diferente. Dejé ir el "qué pasaría si…" y el "si solo fuera…".

Mi experiencia en la vida es única, y como todos nosotros, me guía hacia lo desconocido y al amor en mi corazón. La vida es difícil e incierta, sin embargo, como humanos, estamos preparados para continuar y vivir lo mejor que podamos. Decir que estoy agradecido por todo esto es cierto. La oscuridad y la luz me han dado la sabiduría y la visión para vivir a través de la compasión y el amor. Me recuerda al antiguo mantra hawaiano Ho'oponopono: "Lo siento, perdóname, te perdono, gracias, te amo"

Invito al lector a considerar mi viaje como una piedra de toque. Yo soy tú y tú eres yo. Todos somos uno, conectados por el campo energético del Amor. Que esta historia actúe como un catalizador para que otros compartan su verdad. Mi camino está abierto hacia el futuro y los invito a unirse a mí en este viaje. La Ciencia del Cuidado debe viajar a través de muchas voces y ser vivida por muchas personas para honrar nuestro pacto con la humanidad. Cuidarnos a nosotros mismos para que podamos cuidarnos unos a otros y, en última instancia, a la Madre Tierra.

Epílogo

Mi camino actual, un breve resumen de mi evolución como profesional y ser humano 'viviendo' la Ciencia del Cuidado Unitario y la Teoría del Cuidado Humano de Jean Watson.

Han pasado cuatro años desde que se publicó la primera edición de este hermoso libro. Ha sido un vehículo de sanación en mi camino espiritual y ha contribuido a mi crecimiento como ser humano. Con una conciencia más expandida, mi objetivo es absorber más conocimientos y experiencias, para conectarme con personas de todas partes del mundo, honrando sus diferentes culturas, valores y creencias.

Estoy transitando por la mitad de mi bella carrera de PhD o doctorado en enfermería y en la ciencia del cuidado en FAU (Florida Atlantic University). Me ha proporcionado una visión más amplia de lo que es la ciencia del cuidado y la teoría del cuidado humano. A veces es enormemente complejo debido a la naturaleza exigente del programa, pero siento que estoy adquiriendo nuevos conocimientos y al mismo tiempo interactuando con mis colegas incorporando nuestras propias habilidades, talentos y acervo cultural. Además, deseo reconocer a los excelentes docentes, que cuentan con una gran experiencia e idoneidad.

En el Instituto Watson de la Ciencia del Cuidado (WCSI), hemos desarrollado el trabajo en América Latina y Portugal, formando diez grupos de países que realmente han enriquecido el desarrollo de la Ciencia del Cuidado y el Cuidado Humano en sus países. Ellos son: Argentina, Brasil, Chile, Colombia, Costa Rica, México, Panamá, Perú, Portugal y Uruguay. Todos estos grupos de países son parte de WCSI bajo un nuevo brazo llamado WCSI Latino Iberoamérica (LIA). Como parte de los objetivos estratégicos del Instituto, tengo el honor de ser el director de WCSI LIA. Durante este tiempo se han realizado diferentes conferencias, congresos y webinars internacionales con la presencia de destacados colegas de todas partes del mundo.

Este año 2023 hemos lanzado el primer programa de Caritas Coach en español, (CCEP). Contando con la presencia de 13 estudiantes de todas partes de Latinoamérica y Portugal y 6 docentes, del cual formo parte. Este programa tendrá su graduación en Santiago de Chile con un broche de oro fenomenal donde contaremos con la presencia de la Dra. Jean Watson, es un momento histórico para la enfermería de la región.

Gracias al trabajo de muchos colegas hemos recopilado los milagros y misterios de enfermeras y enfermeros de nuestros países, Publicando el libro "Milagros y Misterios vivenciados por enfermeras y enfermeros" en idioma español y en idioma portugués (Lotus Library 2022), en el que tengo el honor de ser uno de sus editores.

Nosotros en el Instituto Watson estamos realizando un gran sueño, fijando nuestra intención de expandir el modelo de grupos WCSI LIA a nivel global para hacer crecer la teoría de la Dra. Jean Watson de manera sostenible y universal para todas las enfermeras. Hemos iniciado el diálogo para la formación de grupos en diferentes partes del globo, como Medio Oriente, Japón, África, Italia, entre otros.

Profesionalmente estoy siendo invitado a diferentes conferencias, congresos y eventos donde se me da la oportunidad de difundir la teoría de Watson y ampliar la idea y convicción de una enfermería más humana.

Mi evolución y crecimiento personal como persona que abraza el desarrollo de lo físico, lo emocional, lo mental y lo espiritual siguen tomando nuevos rumbos, abarcando nuevas formas de conocimiento y evolucionando con cada nueva experiencia vivida, compartiendo con nuevas personas y con viejos amigos, en nuevos lugares o en lo ya conocidos, en nuevas culturas y hermosos lugares exóticos. Estoy abrazando con mucha fuerza y amor bondadoso este gran camino, esta filosofía, este estilo de vida de ser enfermero en la Ciencia del Cuidado Humano Unitario.

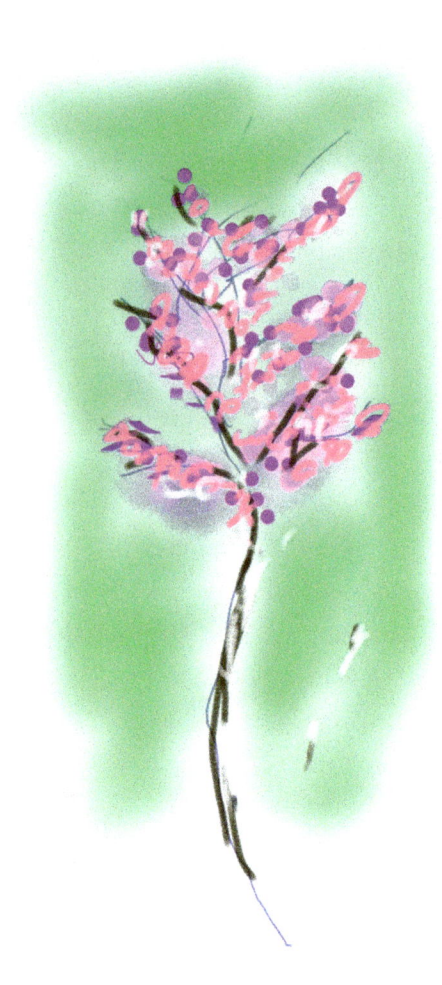

Bibliografía

Farrel, E.J. (1976) *Celtic Meditations.* USA: Dimension Books.

Horton-Deutsch, S. & Anderson, J. (2018). *Caritas coaching, A journey toward transpersonal caring for informed moral action in healthcare.* Indianapolis, IN: Sigma Theta Tau International.

Watson, J. (1999). *Postmodern nursing and beyond.* London: Churchill Livingstone.

Watson, J. (2005). *Caring science as sacred science.* Philadelphia, PA: FA Davis.

Watson, J. (2008). *Nursing: The philosophy and science of caring.* (Rev.ed.) Boulder, CO: University Press of Colorado.

Watson, J. (2018). *Unitary: Caring science, The philosophy and praxis of nursing.* Louisville, CO: University Press of Colorado.

Otros recursos

Camino de los hijos de la tierra:
  http://www.caminodeloshijosdelatierra.org/13862/Inicio

Caritas Coach Education Program: https://www.watsoncaringscience.org/caritas-coach-education-program-ccep

Centro Hospitalario Pereira Rossell (CHPR): http://www.pereirarossell.gub.uy/

Fundación Peluffo Giguens: http://www.fpg.com.uy/

GENDAI: https://www.centrogendai.com/

Give Kids The World Village: https://www.gktw.org/

Hand meditation: https://vimeo.com/269376189

Héctor Rosso: https://www.hectorrosso.com/

Ho'oponopono: https://en.wikipedia.org/wiki/Ho%CA%BBoponopono

Hospital Das Clínicas: http://www.hc.fm.usp.br/

Hospital Sirio Libanes: https://www.hospitalsiriolibanes.org.br/unidade-sao-paulo/Paginas/default.aspx

Make-A-Wish® Brasil: http://makeawish.org.br

Watson Caring Science Institute: https://www.watsoncaringscience.org/

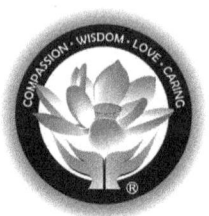

Watson Caring Science Institute

Acerca del Watson Caring Science Institute (Instituto de la Ciencia del Cuidado)

Watson Caring Science Institute es una organización sin ánimo de lucro que promueve la filosofía, teorías y prácticas de la Ciencia del Cuidado creada por la Dra. Jean Watson. La Ciencia del Cuidado es un enfoque transdiciplinario que incorpora el arte y la ciencia de la enfermería e incluye conceptos procedentes de otras disciplinas como la filosofía, la ética, la ecología y la medicina de la mente, el cuerpo y el espíritu.

Se estima que existen unos 400 hospitales en los Estados Unidos con un modelo de práctica profesional basado en la filosofía y la teoría de la Ciencia del Cuidado de Watson.

El Instituto ha formado a más de 500 coaches de Caritas® por todo el mundo cuya función es traducir la teoría de la Ciencia del Cuidado en prácticas concretas, transmitidas de ser humano a ser humano, por medio de la aplicación de dicha teoría a sus vidas profesionales y personales con el fin de contribuir a rediseñar la cultura del cuidado de la salud.

Con un enfoque centrado en la investigación, la práctica y el liderazgo, el Watson Caring Science Institute tiene como objetivo profundizar en el desarrollo y la comprensión de la Ciencia del Cuidado y las prácticas de Caritas para transformar drásticamente la experiencia que el paciente-familia tiene de la tarea de cuidar y sanar en escuelas, hospitales y en el entorno más amplio de nuestro planeta.

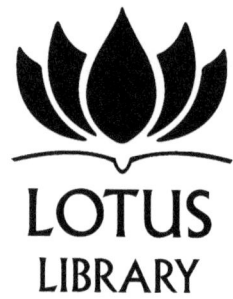

LOTUS LIBRARY

Acerca de la Lotus Library

Lotus Library es una publicación con el sello del Watson Caring Science Intitute que da continuación a la filosofía de la Ciencia del Cuidado y tiene como objetivo incluir y promover un enfoque científico humano y humanitario de los procedimientos, fenómenos y experiencias del cuidado humano.

Nuestra misión está anclada en un cuidado compasivo y en la sanación de la unidad de la mente, el cuerpo y el espíritu. Nuestras publicaciones ejemplifican un enfoque transdiciplinario que defiende una alianza global entre cuidado- sanación y humanidad- Madre Tierra. Lotus Library es un foro para que enfermeras y enfermeros y demás personas den voz a fenómenos que, de lo contrario, pondrían verse ignorados o desestimados, y celebrar los misterios de la vida, la muerte, el sufrimiento y la alegría y abrazar los milagros de la existencia.

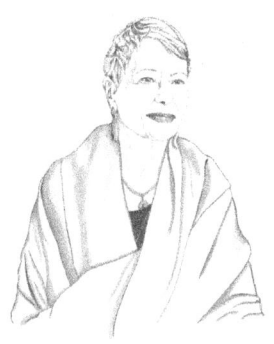

**Jean Watson, PhD, RN, AHN-BC, FAAN, LL (AAN)
Profesora distinguida/ Decana Emérita CU Denver
CO, USA. Fundador del Instituto de Ciencias
del Cuidado Watson**

La Dra. Jean Watson es profesora distinguida y decana emérita de la Facultad de Enfermería del Centro Médico Anschutz de la Universidad de Colorado en Denver. Fungió como la primera directora electa de la Ciencia del Cuidado y se mantuvo durante 16 años. Es la fundadora del primer Centro para el Cuidado Humano en Colorado. Miembro de la Academia Americana de Enfermería, ex – presidenta de la Liga nacional de Enfermería, miembro fundadora de la Asociación Internacional del Cuidado Humano y del Consorcio Internacional Caritas. Es también la fundadora y directora del Instituto Watson de la Ciencia del Cuidado, organización sin fines de lucro (www.watsoncaringscience.org). En 2013 fue nombrada con el más alto honor de la Academia Americana de Enfermería como "Leyenda viviente". Ha sido reconocida globalmente por su trabajo, recibiendo un total de 16 Doctorados Honoris Causa y 13 internacionales.

La filosofía y la teoría del cuidado de la Dra. Watson, incluyendo los 10 Procesos Caritas®, han sido una guía para los modelos transformadores de educación del cuidado y de las prácticas profesionales de hospitales, enfermeros, pacientes, y comunidades en todo el mundo. Como autora/coautora de más de 30 libros sobre el cuidado, sus últimos libros abarcan desde mediciones empíricas e investigaciones internacionales sobre el cuidado, la conciencia plena, y las prácticas científicas del cuidado, hasta nuevas filosofías postmodernas y provocadoras del cuidado y la sanación para promover la alfabetización global en el cuidado. Sus libros buscan ser un puente entre paradigmas y apuntar hacia modelos transformadores para este siglo.

OTROS LIBROS DE LA SERIE

En español:

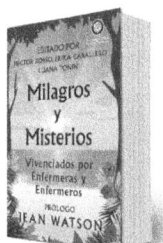

Milagros y Misterios Vivenciados por Enfermeras y Enfermeros, Organizado Por Héctor Rosso, Erika Cabellero, Luana Tonin

En inglés:

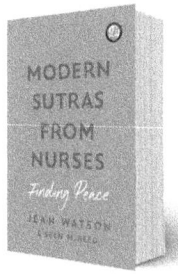

Modern Sutras From Nurses; finding peace by Jean Watson and Sean M. Reed

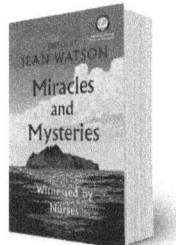

Miracles and Mysteries Witnessed by Nurses, edited by Jean Watson

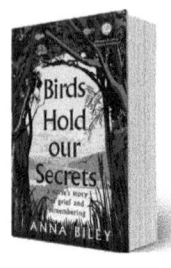 *Birds Hold Our Secrets a nurses story of grief and remembering,* by Anna Biley

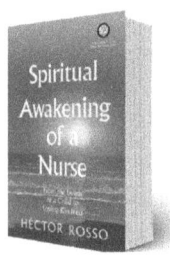 *Spiritual Awakening of a Nurse, from the death of a child to loving kindness* by Héctor Rosso

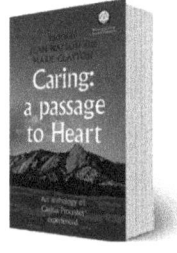 *Caring a Passage to Heart, an anthology of Caritas Processes® experienced* edited by Jean Watson and Marie Clayton

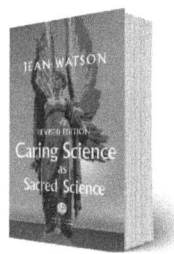 *Caring Science as Sacred Science,* by Jean Watson

En Portugues

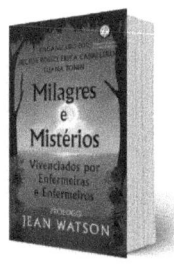 *Milagres e Mistérios Vivenciados por Enfermeiras e Enfermeiros,* Organizado Por Héctor Rosso, Erika Cabellero, Luana Tonin

www.ingramcontent.com/pod-product-compliance
Lightning Source LLC
Chambersburg PA
CBHW061231070526
44584CB00030B/4075